本来のからだにリセットする

人体力学

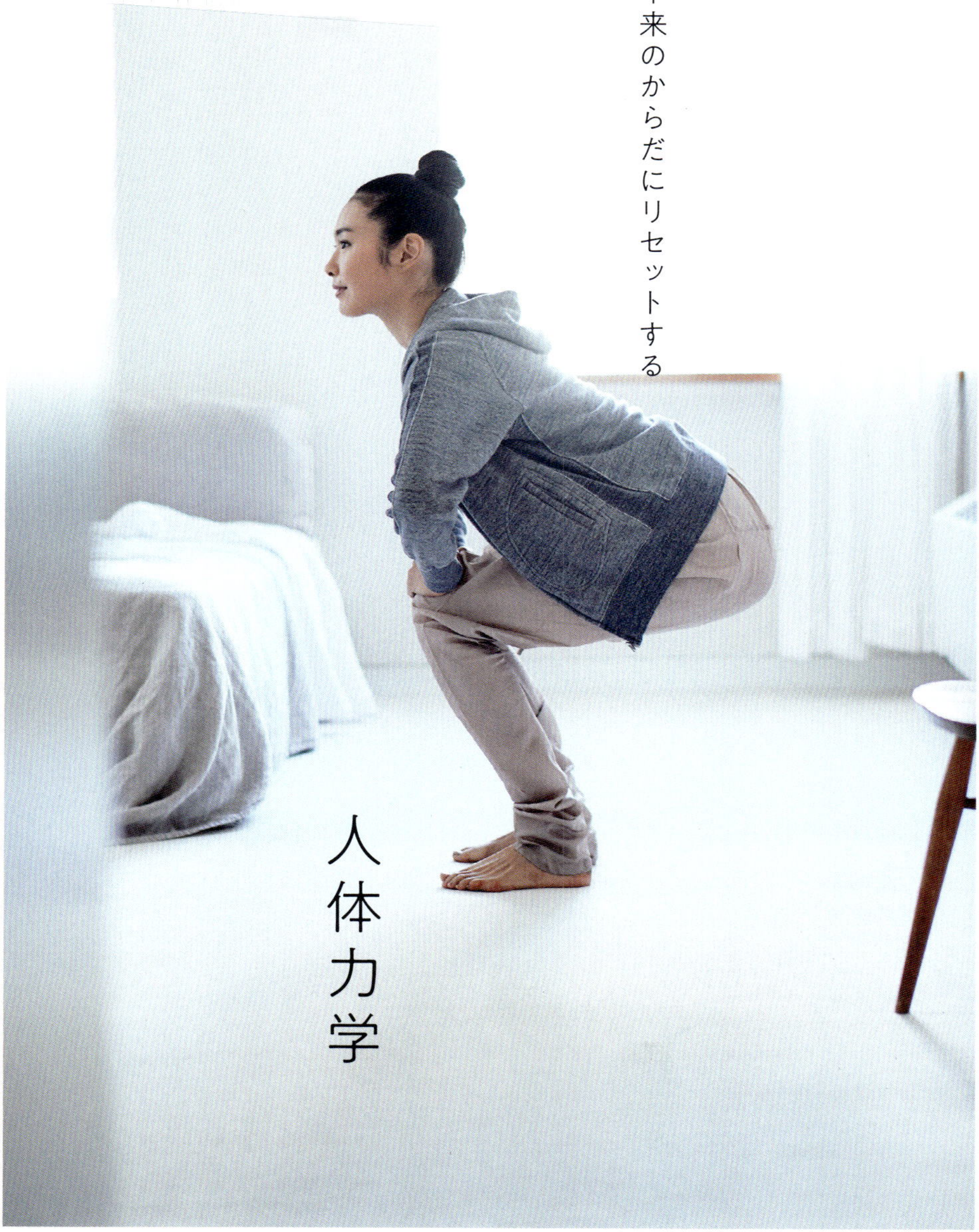

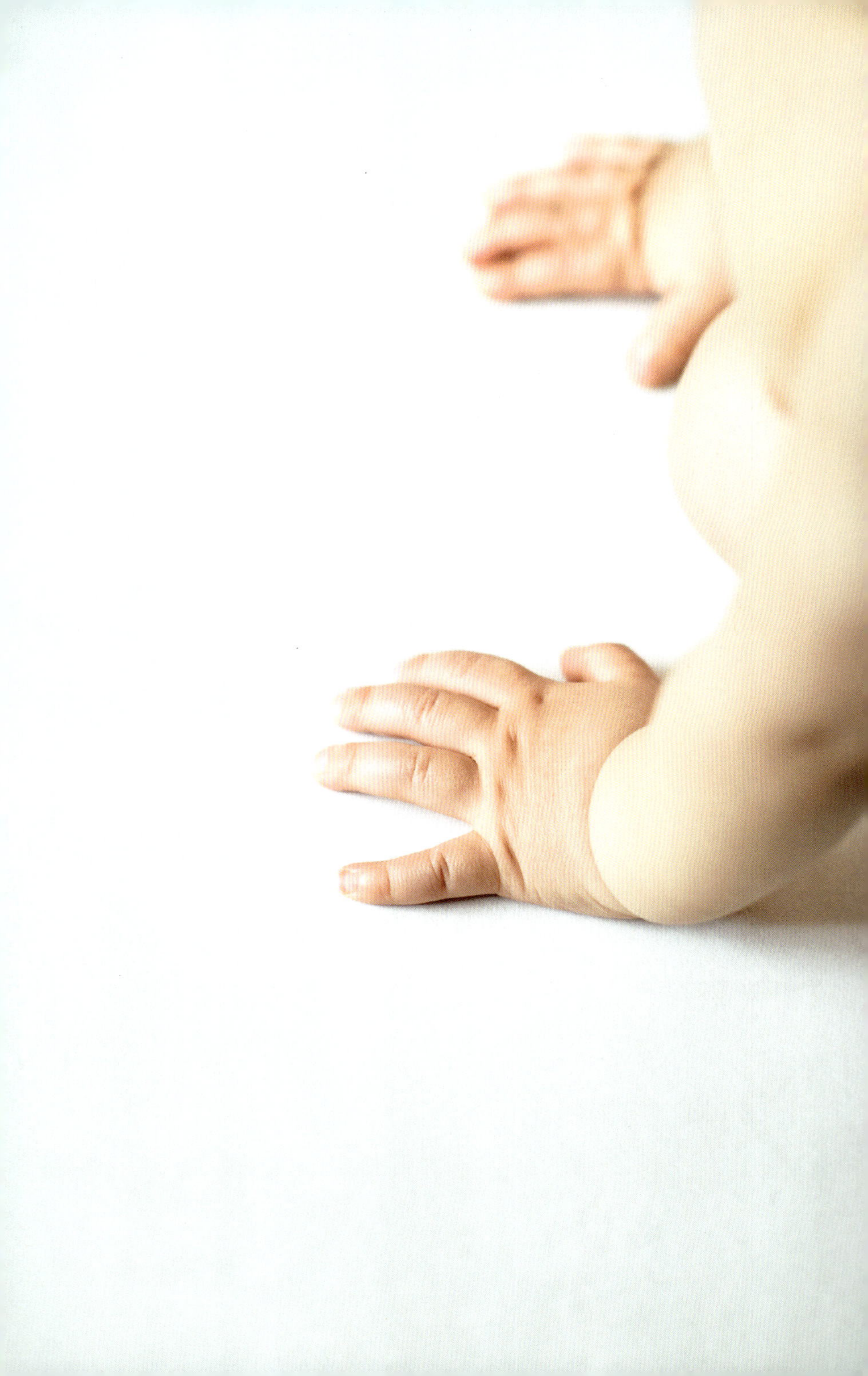

prologue

健全なからだとは「しなやかに変われるからだ」

私たち人間は、四季の移ろいに身を委《ゆだ》ね、順応しながら生きています。病気ひとつしないからだが健康なのではありません。頑強な骨や筋肉にガッチリと守られたからだが丈夫なのでもありません。

成長過程や生活環境の変化に応じて、また仕事や人間関係から強い刺激やストレスを受けたとき、からだのどこかに異常が生じるのは生物としては当然のことです。そんなときでもしなやかに受け入れ、順応できるからだこそが健康なのだと思います。

からだに不調や痛みがあるとき、異常は患部だけで起こっているわけではありません。多くの場合、根本的な問題は疲労やストレスが原因で、知らず知らずのうちに体内に生じたサビやよどみのようなものです。

それらが生じると、血液やリンパの流れが滞《とどこお》って周囲の組織に影響し、悪い流れ、よくない連鎖を引き起こします。サビやよどみをゆるめて除去しないかぎり、不調はいつまでたっても改善せず、病気は治ったと思ってもかならず再発します。とくに呼吸器の働きが弱ると、生命活動自体が弱まり、老化に似た全身症状が進行します。

そうしたからだの仕組みを解き明かし、理論化したものが「人体力学」です。本書で紹介するのは、人体力学の理論に基づいて、人間本来の健全なからだを取り戻すための運動法です。

刺激やストレスに対応し、しなやかに変われるからだなら、サビもよどみも生じません。生じたとしても、自分の力で解消して、全身を整えていくことができます。それこそが、私たち人間のからだに本来、備わっている潜在体力なのです。

井本整体主宰　医学博士　井本邦昭

強靭な「ふわふわボディ」を取り戻す

女性のからだの変化は、30代頃から始まります。疲労や睡眠不足がすぐ肌に出るようになり、仕事や家事の無理がきかなくなる。肩こりや冷えがつらい。10代、20代の頃は少しくらい食べても太らなかったからだに脂肪がつき始める……。

多くの女性が、30代後半から40代にかけて、そうした変化を自覚するようになります。自分のからだが思うようにならないことに驚き、さまざまなサプリメントを飲んだり、ジムに通ったり、ダイエットを始めたりします。でも、それだけで女性本来の健康で美しいからだを取り戻すことはできません。

ひとりの女子高校生からこんなことを聞かれて、驚いたことがあります。

「私には生理痛がないんですけど、病気なのでしょうか……？」

彼女は、生理中は痛みがあるのが正常だと思っていました。友だちがみんな生理痛の薬を飲んでいたからです。でも健康なからだなら、生理痛などありません。具合が悪いのはからだのどこかに異常があるサイン。生理痛も重要なサインのひとつです。

女性のからだが変化する時期には多くの不調が表れますが、そのたびに薬でごまかしていたら大人のからだになるための調整ができません。悪い流れをひきずったまま30代、40代を迎えると、出産や加齢の影響も加わり、さらに深刻な状態になる恐れがあります。
運動で筋肉をつけ過ぎるのもよくありません。最近は「筋肉女子」などの言葉がもてはやされることもありますが、バリバリの筋肉は内臓を鋼鉄の鎧《よろい》で押し固め、しなやかな生命活動を封じてしまいます。もちろん、無理なダイエットも禁物です。

私はもともと服飾デザイナー志望だったため、電車に乗っていても周囲の女性のファッションが気になります。素敵なワンピースを着ているのに、痩せ過ぎでからだがスカスカに見える女性がいます。スリムなパンツを格好よくはきこなしているのに、脚が細過ぎるうえＯ脚気味でお尻の筋肉もぺたんと落ちている人がいます。そのうえ背中が丸まり、あごをつき出していたりしたら……。「痩せたい」「太りたくない」と思って痩せ過ぎた結果、自分の目に映る鏡の中の姿と、周囲の人に見える姿が、まったく違ってしまっている可能性があります。

健康な女性のからだは、本来そんなものではありません。きれいなアーチを描く背骨と適度な脂肪、ふわふわした柔らかい筋肉が形づくるメリハリのあるボディこそが、素敵な女性のからだです。多少のストレスや病原菌なら自分の力で撃退し、環境変化や気候変動にも適応できる強くて柔軟なからだです。

からだの変化が気になり始めた女性の方々に、健康で魅力あるからだを取り戻していただくため、人体力学の理論に基づいた運動法をこれからご紹介したいと思います。

井本整体 認定指導者 松下るな

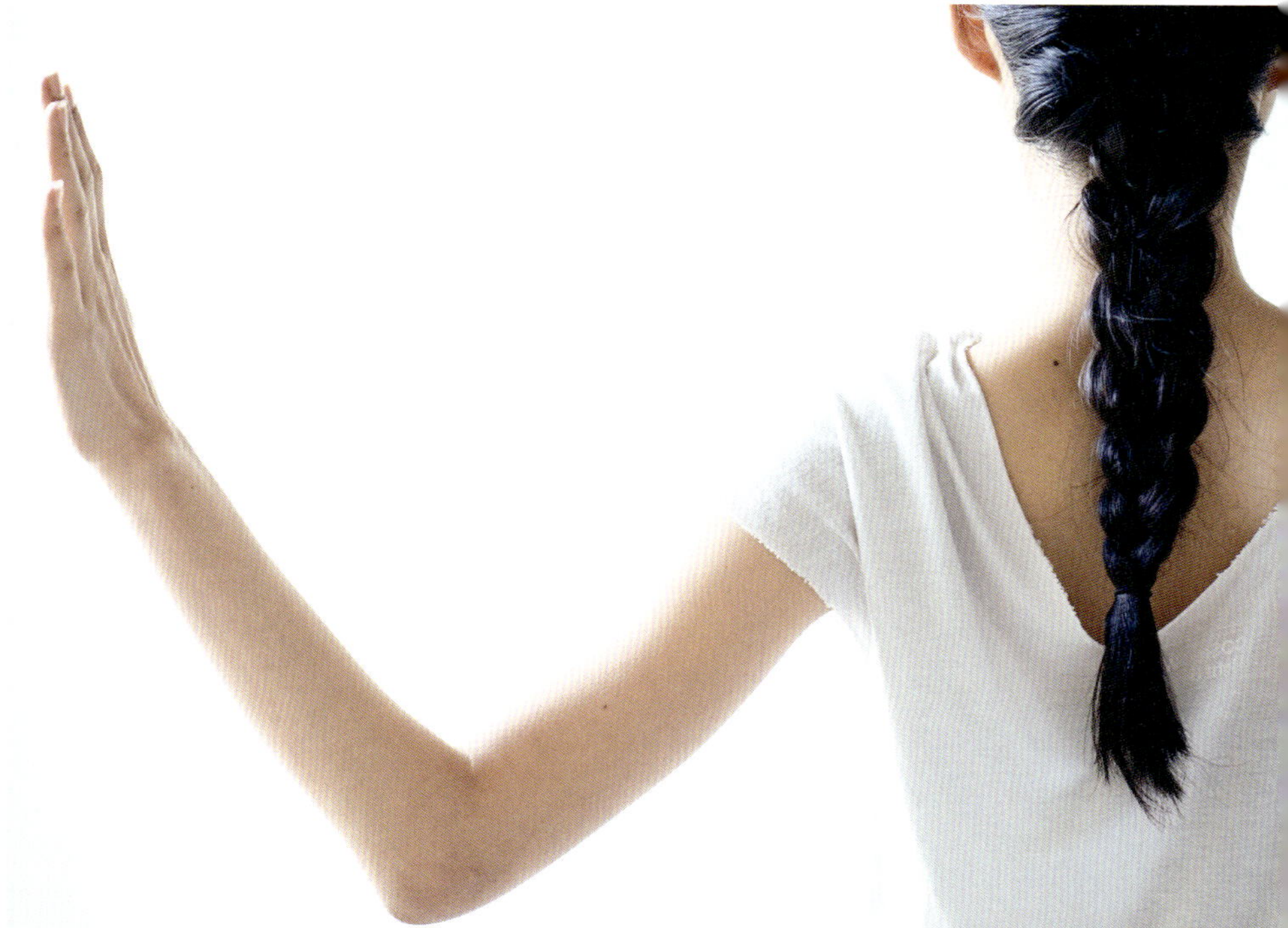

本来のからだにリセットする 人体力学　もくじ

part 4

タイプ別 からだリセットエクササイズ

からだリセット BEFORE & AFTER

epilogue

column

本書の使い方

part 1 動けるからだを取り戻す
part 2 からだの中の「サビ」を取り除く

不調や体型の変化は加齢が原因ではありません。不調が起きたり、疲れやすくなる原因を人体力学の観点から紹介しています。

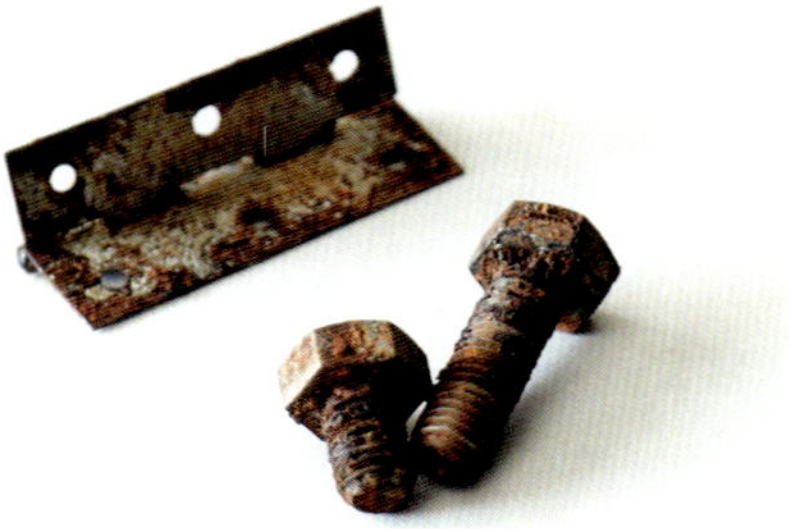

part 3 呼吸法で楽なからだを取り戻す

人体力学の基本と、人体力学の基本でもある呼吸について。楽なからだを取り戻す呼吸法を1日1回取り入れましょう。

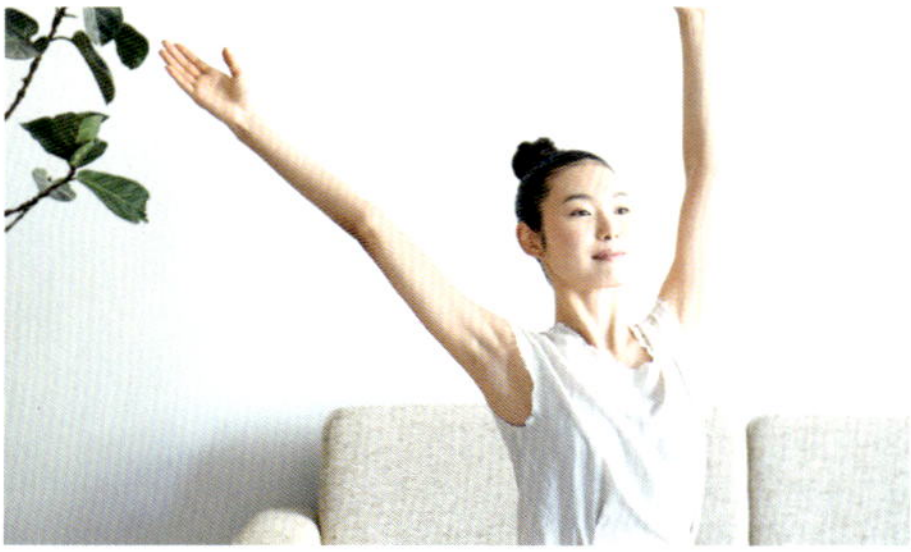

part 4 タイプ別 からだリセットエクササイズ

「からだのエネルギーを集めてゆるめる」体操で、自分にとっての快適なからだを取り戻します。タイプ別のエクササイズがあるので、あなたに合うエクササイズを行ってください。

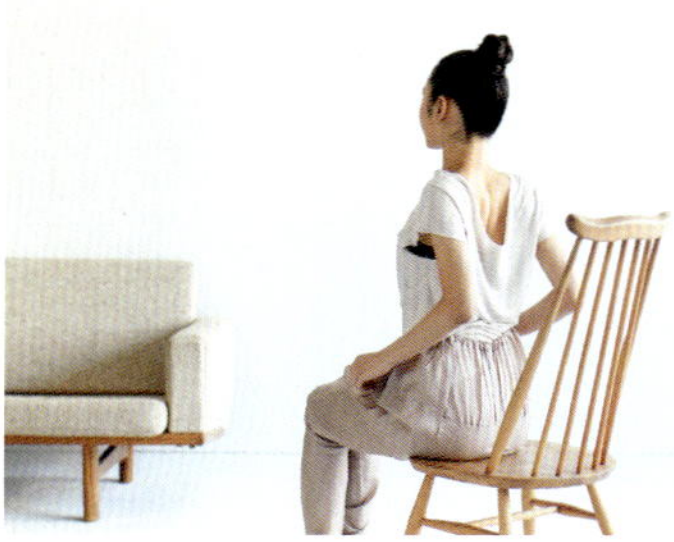

part 1

動けるからだを取り戻す

弱ったからだを根本から解決する

O脚の人が外反母趾になりやすい理由

人間のからだは、頭のてっぺんから足の先まで、関わり合い、影響し合って動いています。からだのどこかに痛みや不調があるときも、患部だけに原因があるとは限りません。意外な部分の意外なトラブルが、思わぬ部分の痛みや不調として表れることもあるのです。

たとえば、多くの女性を悩ませる「外反母趾」と「O脚」。これについて考えてみましょう。

外反母趾は女性に多く、ハイヒールや足先の細い靴を履くことが原因で起こるといわれます。しかし実際には、ハイヒールを履かない女性や男性が外反母趾になることもあります。

そのため遺伝や肥満も原因と考えられていますが、私たちが注目しているのはO脚との関係です。

O脚とは、言うまでもなく両膝が外側に湾曲した症状です。ひどくなると骨自体が曲がってしまうこともあります。骨盤の状態に異常があって、それが股関節や膝関節に影響するのです。

健康な女性のからだは、骨盤が背骨のバランスをとっています。骨盤が締まっていると、背骨がきれいなS字カーブを描きます。S字カーブのアーチは、背骨に強い力が加わったときにバネの力で柔らかく分散する役割を果たします。

人間のからだには、背骨のほかにも首、足首、足裏などにいくつものアーチがあります。それらのアーチがバネの働きをすることで、重力や運動によってかかる力を巧みに受け流しているのです。

骨盤で力を受け止められないと、親指の付け根が広がる

さて、骨盤が正常な状態にあり、背骨のS字カーブが形成されていれば、頭や胸部の重さをバネの力で分散し、腰で受け止めることができます。ところがO脚の人の骨盤を見ると、多くが後傾したり左右に開いたりしています。背骨も前屈してS字カーブがゆるみ、本来あるべきバネの力を失っています。そのため頭や胸部の重みが分散されず、腰で受け止めることができません。

ひずみがどこに向かうかは骨盤の傾きによって違いますが、多くの場合は股関節の外側に向かって流れ、次いで膝関節に内向きの力を加えます。そのため、膝関節の内側が痛みます。

女性がスポーツなどで膝を傷めるときも内側の痛みを訴える人が多いのですが、それがO脚の始まりです。

痛みや変形の連鎖は、まだ続きます。

膝関節にかかった内向きの力は、今度は逆に外向きの力として、くるぶしのあたりに及びます。そのため、外くるぶしの骨が下がって痛みます。

最後に、ひずみは足の親指に及んで、親指の付け根がぐっと外側に開きます。しかし、そのままでは歩けないため、指先は逆に委縮して内側に入り、固まってしまいます。

外反母趾の原因が骨盤や背骨にあるといわれれば、意外に思う方も多いでしょう。しかし、これが外反母趾の発症するメカニズムです。靴を履きかえたり、矯正サポーターをつけたりしても、根本的な問題を解決しないかぎり治すことはできません。

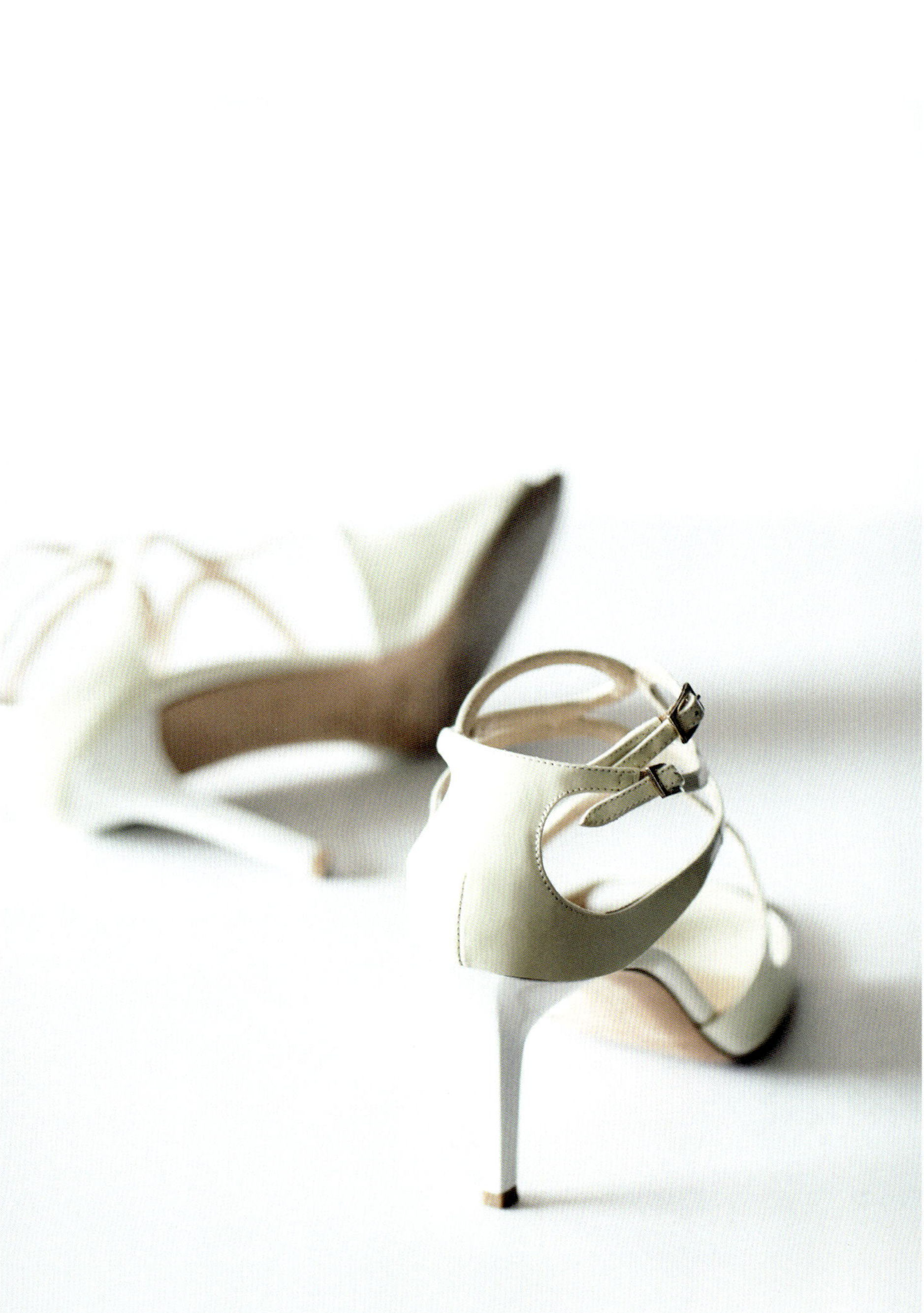

呼吸が動きやすいからだをつくる

呼吸と骨盤・背骨の状態はセットで考える

それでは、そもそも骨盤が傾いたり開いたりするのはなぜでしょう。

原因は人それぞれに違いますが、圧倒的に多いのは呼吸器の負担です。骨盤と呼吸器、ましてや外反母趾と呼吸器の関係など、ふつうは思いもつかないかもしれません。しかし、腰のラインは呼吸器の急所でもあります。呼吸器の状態と骨盤・背骨の状態は、つねにセットで考えなければなりません。

肺や気管支など呼吸器の状態が悪ければ、酸素を十分に吸うことができません。酸素こそは生命の根源ですから、酸素が足りなければ体力が落ち、からだのあちこちに異常や支障が生じます。

もちろん背骨のアーチの弾力も衰えます。人間のからだは、二足歩行をするため、たった1本の背骨が重い頭を支える不安定なつくりになっています。胸部にある心臓や肺もかなり重い臓器です。肋骨《ろっこつ》はそれらを守るカゴのようなものですが、前面には何の支えもないため、背骨の弾力だけで後方から持ち上げていなければなりません。そして、背骨の土台としてすべてを受け止めているのは骨盤です。

全身が健康で元気なら問題はありません。ところが、酸素不足などが原因でエネルギーが落ちてくると、背骨のS字カーブも崩れてアーチのバネが働かなくなります。心臓や肺も肋骨のカゴごと下がり、肥大して重くなるため骨盤の負担が大きくなります。

そうなると、自分の力でからだを保つことさえ苦しくなってきます。無意識のうちにひじをついたり、脚を組んだり、何かにもたれかかって支えるようになり、そうした動作がねじれとなって骨盤にいっそう無理な力をかけてしまうのです。

背中とお尻を見れば、からだの状態がわかる

人間のからだではすべての部位が連動していますから、どこかひとつでも不調になると、かならず他の部位に負担が及びます。

人のからだに備わっている、そうした自然のメカニズムを解き明かしたものが「人体力学」です。そして、人体力学に基づいて、からだ全体をもっと

も自然な状態に戻す方法として考案したものが、本書でご紹介する「操法」「人体力学体操」「熱刺激」です。

これらの目的は、型にはめて姿勢を矯正することではありません。「姿勢」は、その人らしい動きが形として表れたものです。多少、傾いていたとしても、その人がいちばん楽に、自然に動くことのできる形こそが、その人にとっていちばんいい姿勢なのです。

その人のからだをいい状態に戻すために行う施術の基本となるものが「操法」ですが、操法の前にはかならず「見立て」を行います。「身体を読む」と言うこともあります。

同じように腰痛を訴えても、人によって原因はいろいろです。同じ操法を行えば誰でもよくなるというものではありません。まずはその患者さんのからだの状態や動き方を診《み》て、腰が痛い原因がどこにあるかを読み、見極めるのです。

人体力学の操法において、見立てはひじょうに重要なステップです。見立てができれば、操法の半分以上が終わったようなものといえます。

その人が操法室に入って来られた瞬間の姿勢や歩き方で、だいたいの見立てがつけられることもあります。たとえば、ぱっと見ただけで背中が丸いと

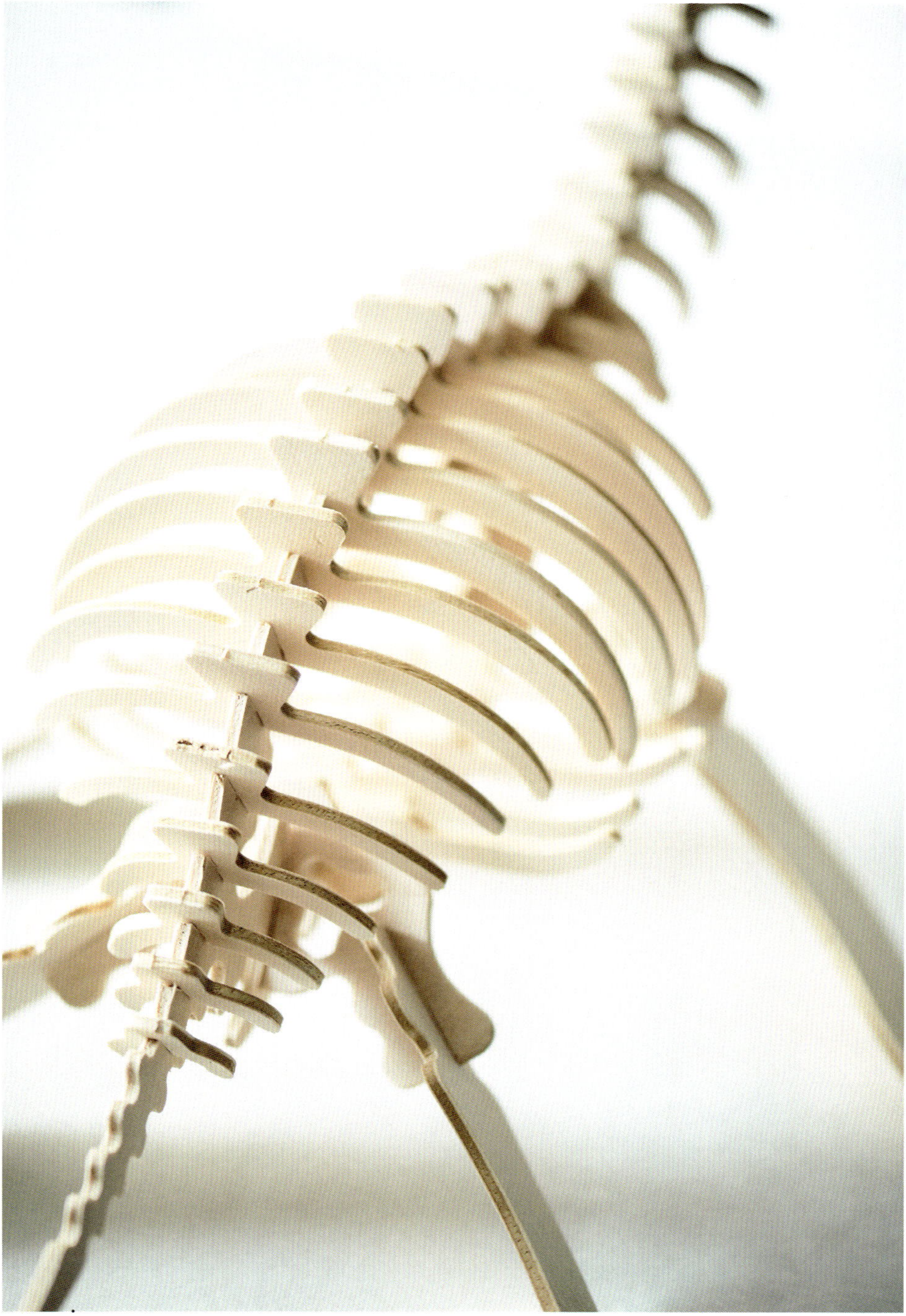

わかる人。触診してみると、肩甲骨《けんこうこつ》が外側に開いて埋もれてしまい、どこにあるのかわからない人さえいます。太っているとか、痩せているといった体型は関係ありません。からだ全体がふっくらしていても、肩甲骨がきゅっと内側に寄っていればきびきびと動けるのですが、開いてしまうと日常的な動作もひじょうに鈍くなります。

お尻も重要なチェックポイントです。年齢にかかわらず、元気で健康な人のお尻は引き締まってきゅっと上がっています。お尻の筋肉に張りがなく、げっそりと下がっている人は体力が落ち、さまざまな不調を抱えています。

ねこ背であごをつき出したまますり足で歩くような場合も、もちろん要注意です。前屈姿勢で胸部が圧迫されるため、肺が十分に広がりません。新鮮な空気を胸いっぱいに吸い込むことができず、酸素不足、エネルギー不足になりますから、年齢以上に老け込みどんどん弱ってしまいます。

肩がこる、腰が痛い、生理痛がつらい、下半身がむくむ、冷えやすい……。こんな悩みを訴える方のからだは、そのような状態になっていることが多いのです。

女性に必要なのはふわふわで弾力のある筋肉

呼吸器が弱くなる原因として、最近、ひじょうに多いのはＯＡ機器の操作です。背中が丸くなり、肩甲骨が開いてしまった人の多くは、仕事で日常的にパソコンを使う人です。パソコンを長時間使っていると、どうしても上体が前のめりになり、あごを突き出す姿勢になります。そういう姿勢では胸部が圧迫されますから、絶対にいい呼吸をすることができません。

からだ全体はほとんど動かさず、末端の指先だけを前に出して使うのもよくありません。局部的な偏り疲労を起こしたりするだけでなく、ねこ背になり、腕の重さまでが胸骨にかかってさらに肺を圧迫してしまいます。

意外なようですが、健康のために始めたスポーツや運動のやり過ぎで、かえってからだを壊してしまう人もいます。もともと背骨のＳ字カーブがない人は、ウォーキングをするだけでも体調が悪化するのです。

最近では「筋肉女子」などという言葉も生まれ、男性並みの筋トレを行う女性が増えてきました。しかし、女性が筋肉をつけ過ぎるのは危険です。ましてや、くっきりと割れた腹筋などとんでもない話。

おなかまわりを鎧で締め付けるようなものです。おなかが固められれば骨盤が可動性を失い、生理不順や不妊の原因となります。内側の臓器が身動きできなくなり、悲鳴を上げているのです。

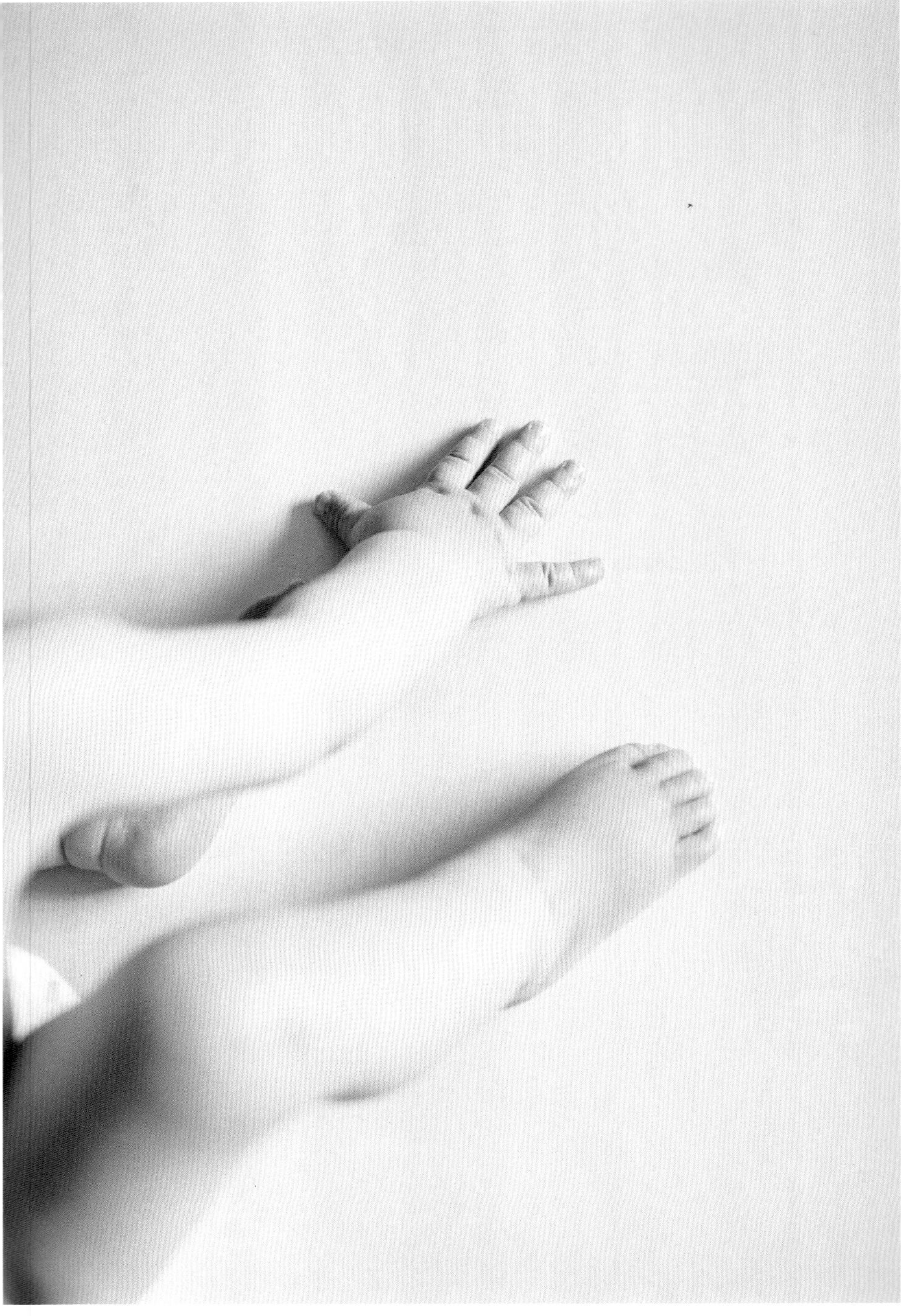

女性のからだに必要なのは、バリバリの硬い筋肉ではありません。融通性のある、ふわふわで柔らかい筋肉です。

仕事や人間関係のストレスが原因で体調を崩すケースも多く見られます。

あるとき、高齢の女性が心身の不調を訴えて来院されました。おっとりした、やさしい方です。からだを拝見したところでは、とくに悪いところはないように思えました。ところが話をうかがってみると、人間関係のストレスをかかえているらしいことがわかりました。女性の家に毎日のようにお茶を飲みに来る友人がいるのですが、どうやらその友人が原因のようです。人の噂話や悪口が大好きで、ときには何時間も一方的にしゃべり続けては女性を苦しめていたのです。

何があっても対処できるからだに

さすがに人体力学でも、迷惑な友人を遠ざけてあげることはできません。しかし、からだをゆるめることで精神を安定させることはできます。人体力学の操法では、患者さんの体調とともに精神状態の見極めがひじょうに重視されているのです。

今の時代、私たちのからだはさまざまな不安やストレスにさらされています。いつ、どんなきっかけで、からだと心のバランスを失ってしまうかもしれません。不安にかられてネット情報をあれこれ集めて、さらに不安が増すこともあるでしょう。

しかし、からだと心のメカニズムがきちんとわかっていれば、安心して対処することができます。人体力学は、どんな危険やプレッシャーに見舞われても、うまく回避できる知識と精神力をつけることができます。

ここ数年は、猛暑で体調を崩す人も増えてきました。温室効果による異常気象が警告されるようになってからすでに数十年が経ちますが、その影響をもっとも大きく受けるのは偏西風が流れる日本のあたりだといわれます。たしかに最近の夏の暑さ、冬場の大雪、頻繁に襲ってくる台風や集中豪雨の恐ろしさは尋常ではありません。

気象条件の急激な変化は、人間のからだにも深刻なダメージを与えます。

人体力学では、人間のからだが気候変動に慣れるには3世代くらいかかると考えています。気候変動に対応するのは、頭で考えるよりたいへんなことなのです。

そんな時代を生き抜くためにも、自分のからだの状態を正しく読み取り、危険を回避して自分の健康と生命を守るための知恵が必要です。

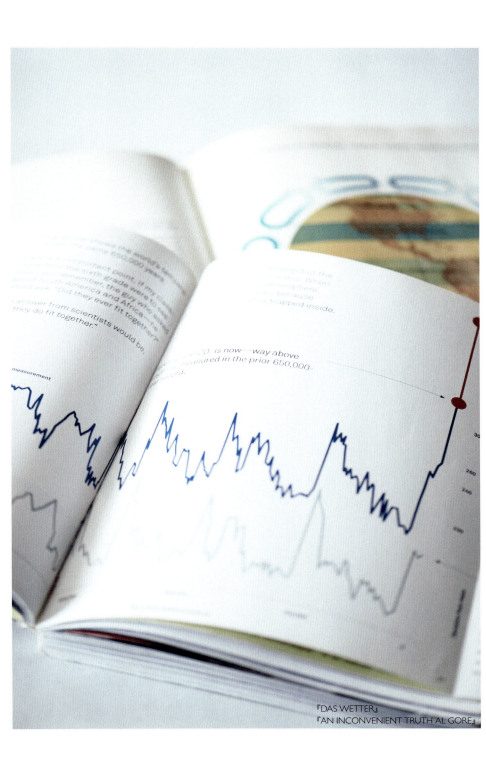

『DAS WETTER』
『AN INCONVENIENT TRUTH AL GORE』

column 1 ｜ からだを温める ｜ 足《そく》湯《とう》

全身の体調を整えるのに、体操のほか、症状に応じて、
あるいはコンスタントにからだを温めることをおすすめしています。
部分浴はからだの末端を温めることで、深部まで短時間で活性化させることができます。

1. 広めの洗面器に、45度くらいのお湯(肌がピンク色になる程度)を張る。

2. 両足くるぶしの真ん中までお湯に4分～6分つける。汗が出ない、つけた部分がピンク色にならない、片足だけ白い場合は2分延長。

3. 乾いたタオルでよく拭く。

POINT
生理痛、腎臓、冷え、疲れ、のどの痛み、頭痛〈骨盤の負担が大きいとき〉

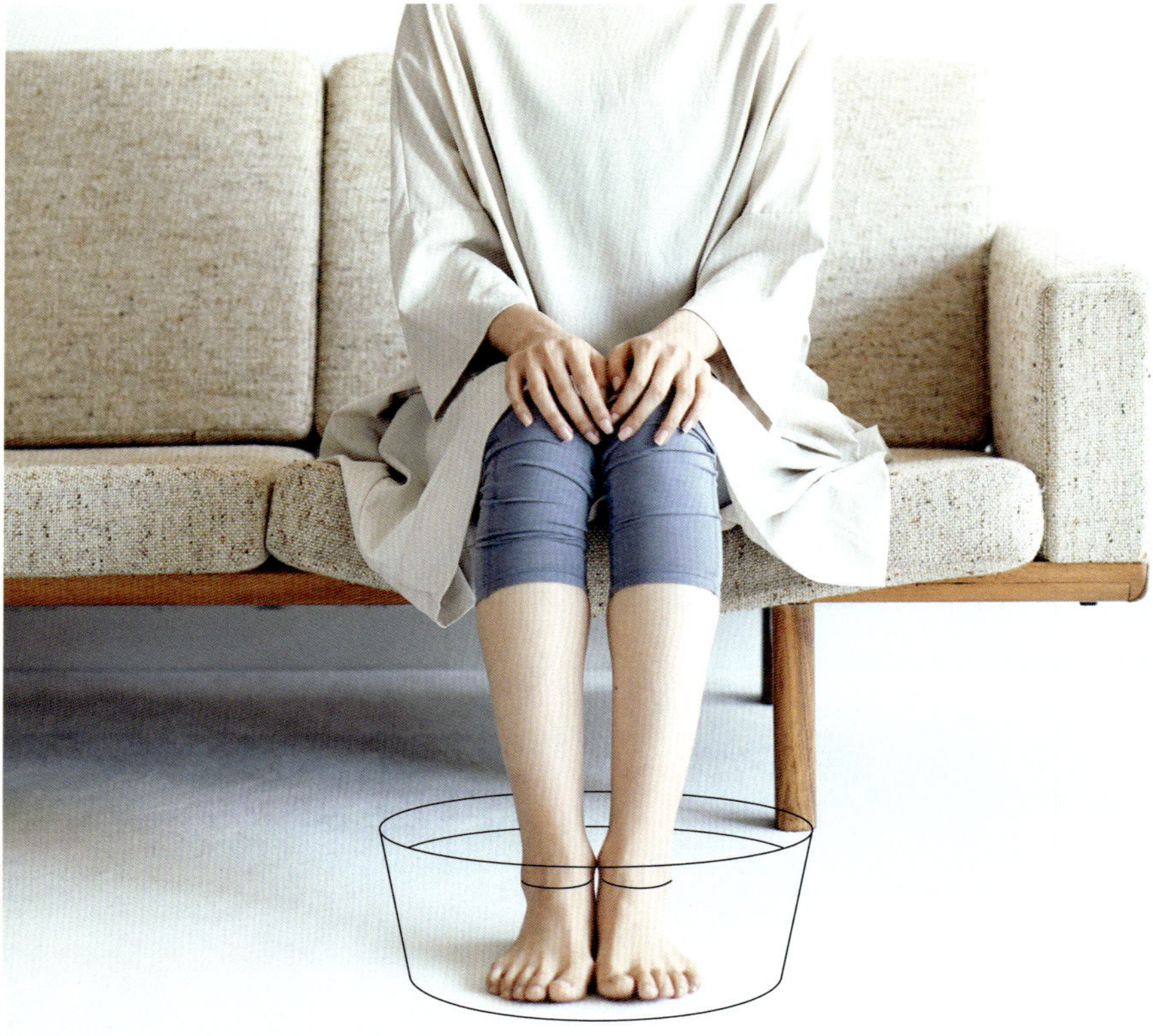

part 2

からだの中の「サビ」を取り除く

不調の原因は
からだの中にできた
「サビ」

疲れやストレスでできる「硬結」

からだの痛みや体調不良の原因はいろいろですが、じつは共通する特徴があります。筋肉の中に、米粒のような結晶ができているのです。

人体力学ではこれを「硬結《こうけつ》」と呼んでいます。疲労やストレスが蓄積してできるサビのようなものと考えてみてください。

レントゲンやＭＲＩで撮影しても、硬結は見えません。しかし、手で触ればわかります。大きな小豆《あずき》大のものから米粒より小さなものもあり、石のように硬いものもあればグミのように弾力を持つものもあります。慣れれば、自分で触ってもわかるようになります。触れようとすると、くねくねと動いて逃げることもあります。

人体力学で行う施術を「操法」と呼びますが、操法の基本は硬結を「とる」ことです。硬結こそが、病気や不調の起点となるからです。

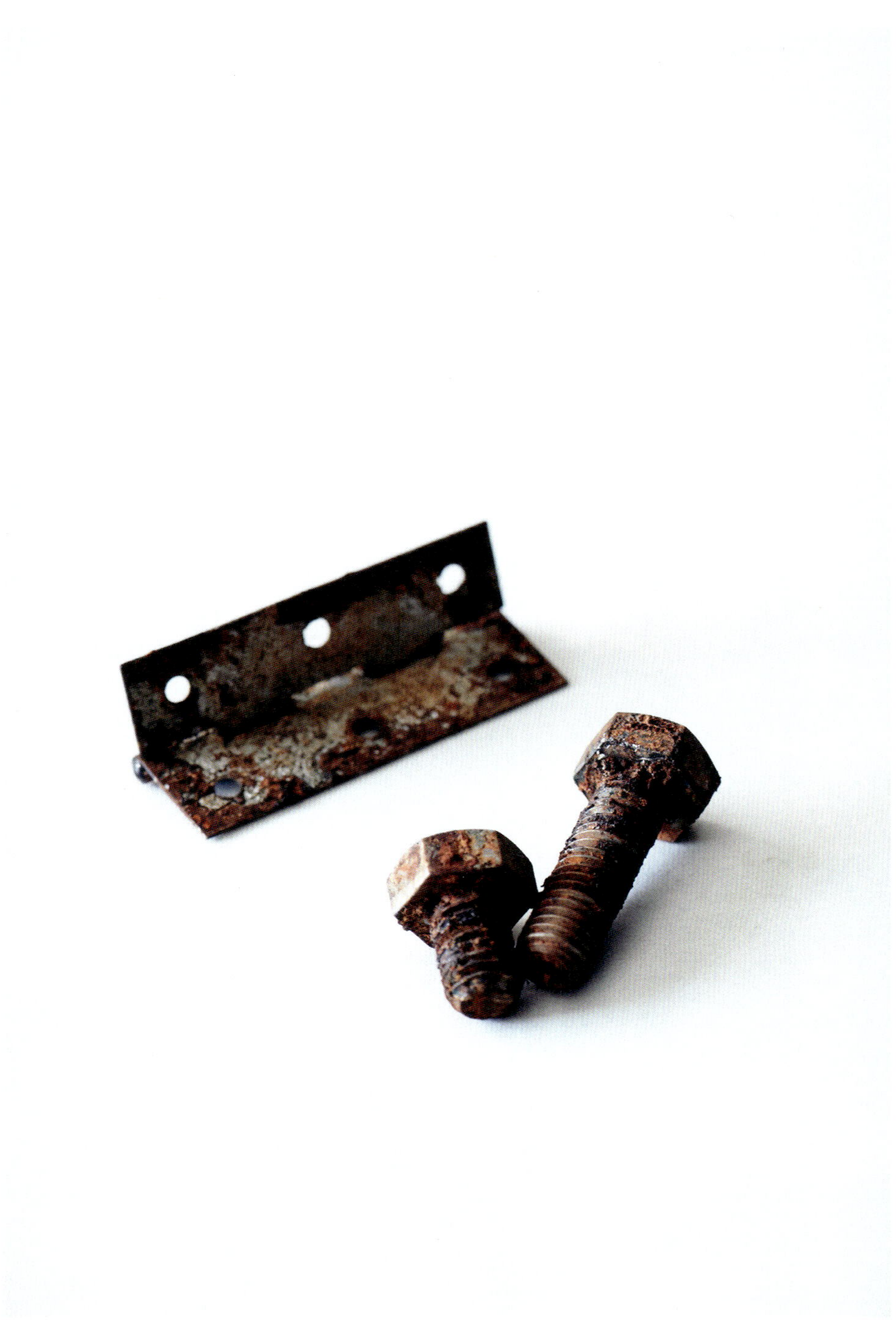

サビがとれるとからだが滑らかに動き出す

人間のからだでは、疲労や負担がかかり過ぎると神経の働きが麻痺し、筋肉が緊張します。その状態がさらに続くと、筋肉組織に硬直が生じ、しだいに結晶のような塊となります。

自転車や自動車のボディにできたサビも、小さいうちなら簡単に除去できますが、放っておくとどんどん腐食が広がり、最後は自転車や自動車の全体がボロボロになって使えなくなってしまいます。からだにできるサビも同じです。どこか1か所でもサビつくと、かならず他の部位に負担が広がります。そのまま放置すれば、周囲の筋肉や骨、神経、内臓にまで影響が及び、深刻な病気を招く原因となるのです。筋肉の内部には毛細血管やリンパ管がはりめぐらされていますから、血液やリンパの流れが停滞すると、硬結ができるのです。

硬結は、川の流れを堰《せ》き止める石のようなもの。川の流れがよどんだとき、たった1個の石を取り除くだけで、ふたたび勢いよく流れ出すことがあります。人間のからだでも、硬結をひとつ取り除くだけですぐに元気になることがあるのです。

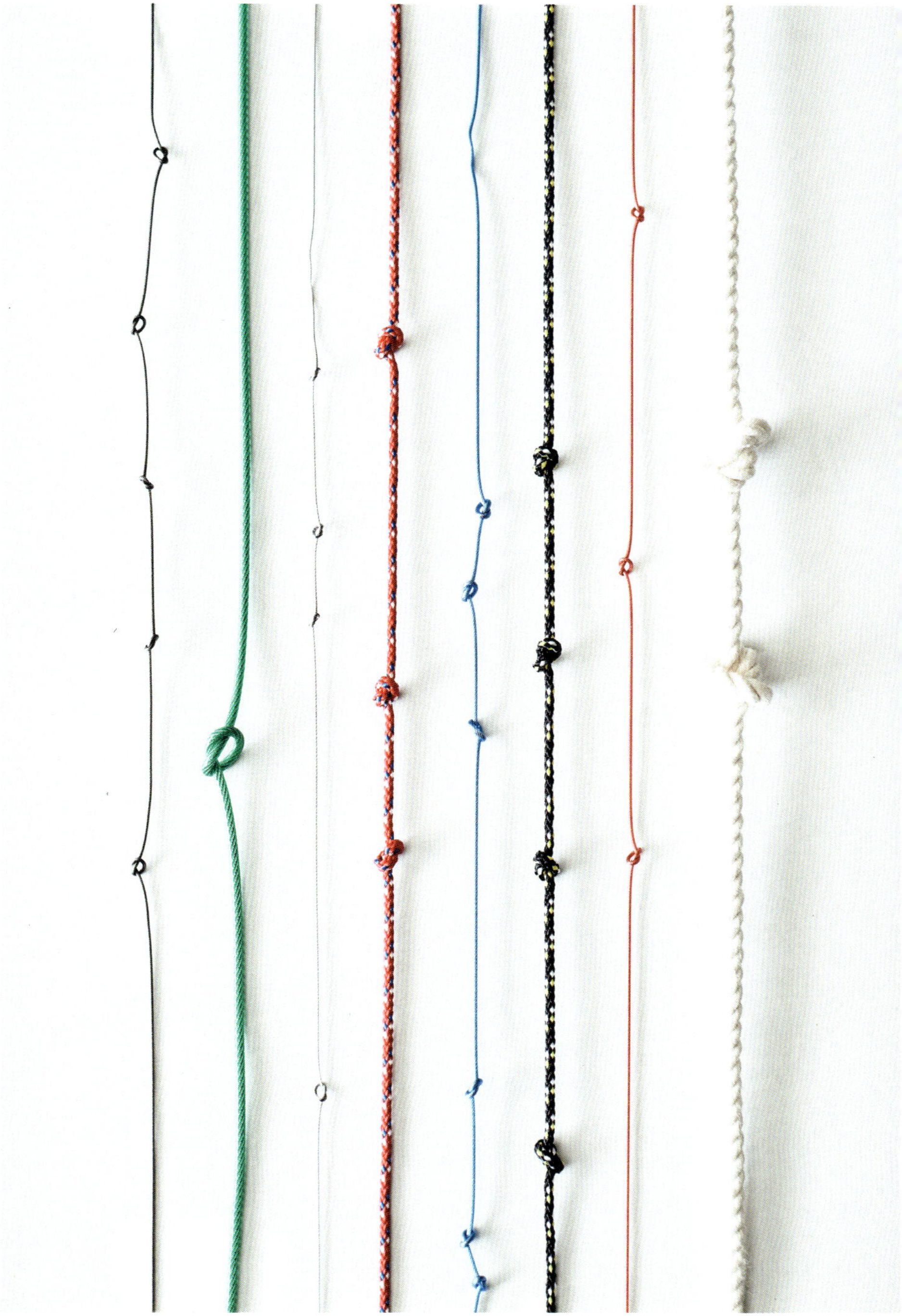

風邪で熱が出たときはリセット・チャンス

「超え方」を取り戻す

硬結を除去する仕組みは、もともとリセット機能のひとつとして人間のからだに自然に備わっていました。

たとえば、風邪やインフルエンザのときに出る高熱。じつは、これも自然のリセット機能です。

今の人はインフルエンザが流行する時期になると、競うようにして予防接種を受けます。風邪をひいたかな、と思えば迷わず風邪薬を飲むし、熱が出ればすぐ解熱剤を服用します。しかしそれでは、せっかくからだの中に組み込まれたリセット機能を放棄することになってしまいます。

もちろん高い熱が出るのはつらいものです。頭はふらふらしますし、からだじゅうがだるくて筋肉が痛みます。おなかをこわしたり、吐き気に襲われたりすることもあります。

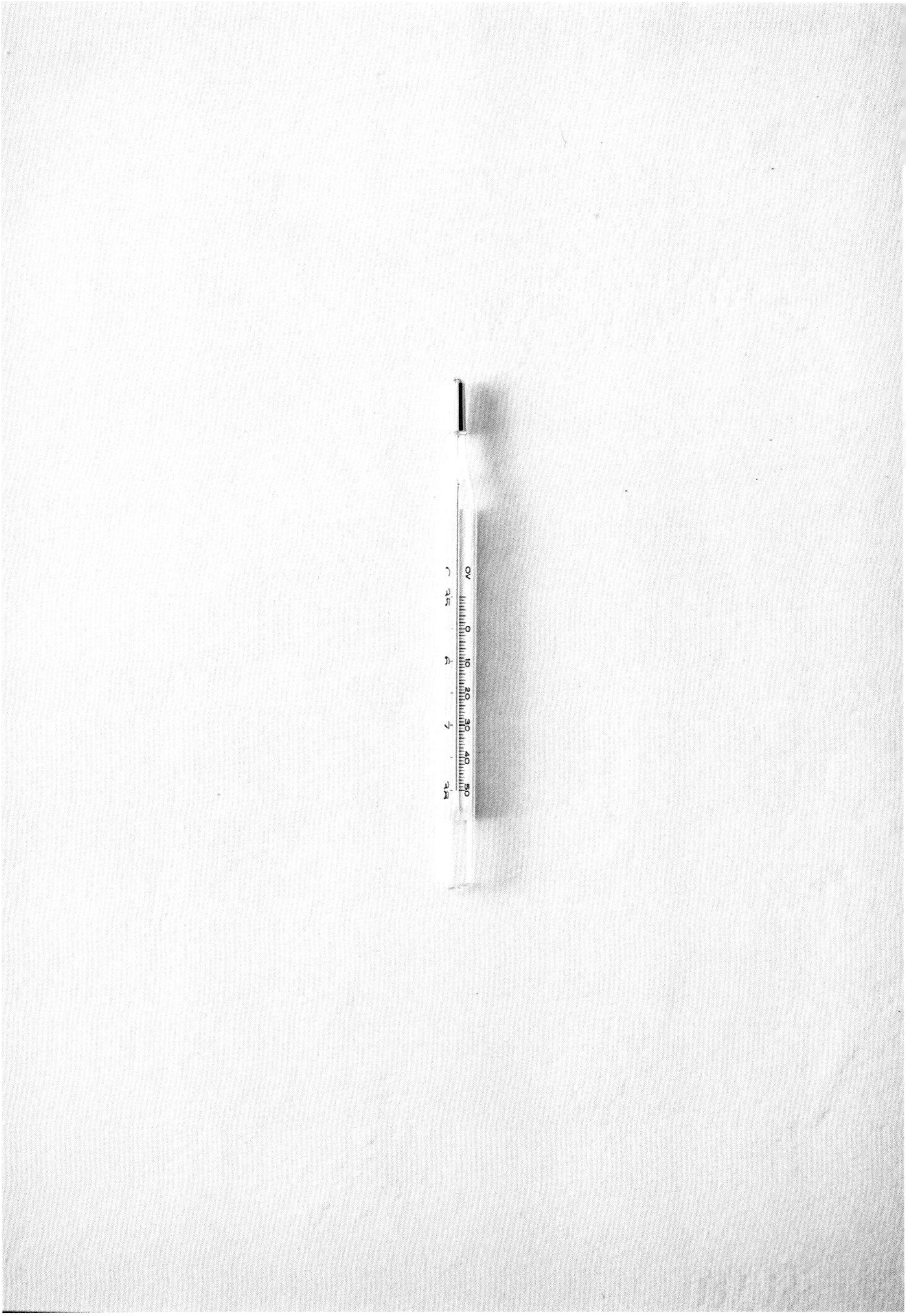

それでも2、3日して熱が下がったら、不思議と心身がすっきりしたという経験はありませんか？

一時的に体温が上がったことにより、筋肉内部の硬直や硬結が自然にゆるみ、消散したためです。

本来、熱が出て、起きているのがつらくなったら、ふつうに横になって休んでいればいいのです。汗が出るようなら、せっかくですから、たくさん発汗してしまいましょう。汗と一緒に体内にたまった悪いものも流れ出ていきますから、からだの中がきれいになります。自然のデトックスです。

「高熱なのに解熱剤も飲まなかったら死んでしまうのではないか」と心配される方もいます。でも、健康なからだなら大丈夫。人間は自分の体力に見合わない風邪はひきません。

からだ自身が限界を知っているからです。昔の人は、おそらく理屈ではなく経験でそういう仕組みを知っていたのでしょう。だから、風邪をひいたら布団をかぶって、ひたすら休んだのです。

ただし、長年風邪薬や解熱剤を飲み慣れていた人が、突然、自力で高熱を乗り切ろうとするのは危険な場合があります。からだが自然な超え方をうまく発揮できず、本来なら超えられるものも超えられなくなっているかもしれません。

幸いなことに、最近では医学界でも発熱の効果が認められるようになり、簡単に解熱剤を処方する医師が減ってきました。高熱のつらい時間を自力で乗り越えて、熱が下がったときの爽快感を体験したら、もう誰も解熱剤など飲みたくなくなるのではないでしょうか。

女性ならではのリセット機能

発熱をはじめ、人間のからだには意外なリセット機能がいくつも備わっています。なかでも、女性ならではのリセット機能として紹介しておかなければならないのが月経です。

生理痛や生理不順に悩む女性はたくさんいます。女性にとって、月経が順調か、そうでないかは、日常生活だけでなく、もしかしたら人生まで変えてしまうかもしれない重要な問題です。

生理こそ、毎月、からだをリフレッシュするために、女性だけに与えられた特権だからです。

ご存じのとおり、生理は、妊娠しなかったために不要となった子宮内膜が剥離して、血液とともに体外に排出される現象です。しかし、排出されるのは血液や子宮内膜だけではありません。骨盤の内部に蓄積した滞りも排出されます。

生理の際に強い痛みを感じたり、生理の周期が定まらなかったりするのは、その仕組みが正常に働いていない証拠なのです。

通常、生理の期間中は血液などを排泄しやすくするために骨盤が開きます。ところが、骨盤の状態が悪くてスムーズに開閉できないと、血液を出そうとしてもうまく出せなかったり、しっかりと出し切れなかったりします。生理痛はそれを伝えるためにからだが発信するサインです。

発熱や生理をはじめとして、人間のからだには、不要なものや害になるものを自然に排泄する仕組みがあります。しかし、現代社会はあまりにめまぐるしく、仕事や人間関係のストレスが強過ぎて、その仕組みをおきざりにしてきてしまいました。そのうえ、異常気象のプレッシャーがさらに私たちの心身を苛《さいな》んでいます。

自然に備わった力だけに頼っていたのでは、健康に生きていけない環境になってしまいました。人体力学は、どんな時代でも、私たちのからだをよい方向へ導いてくれるのです。

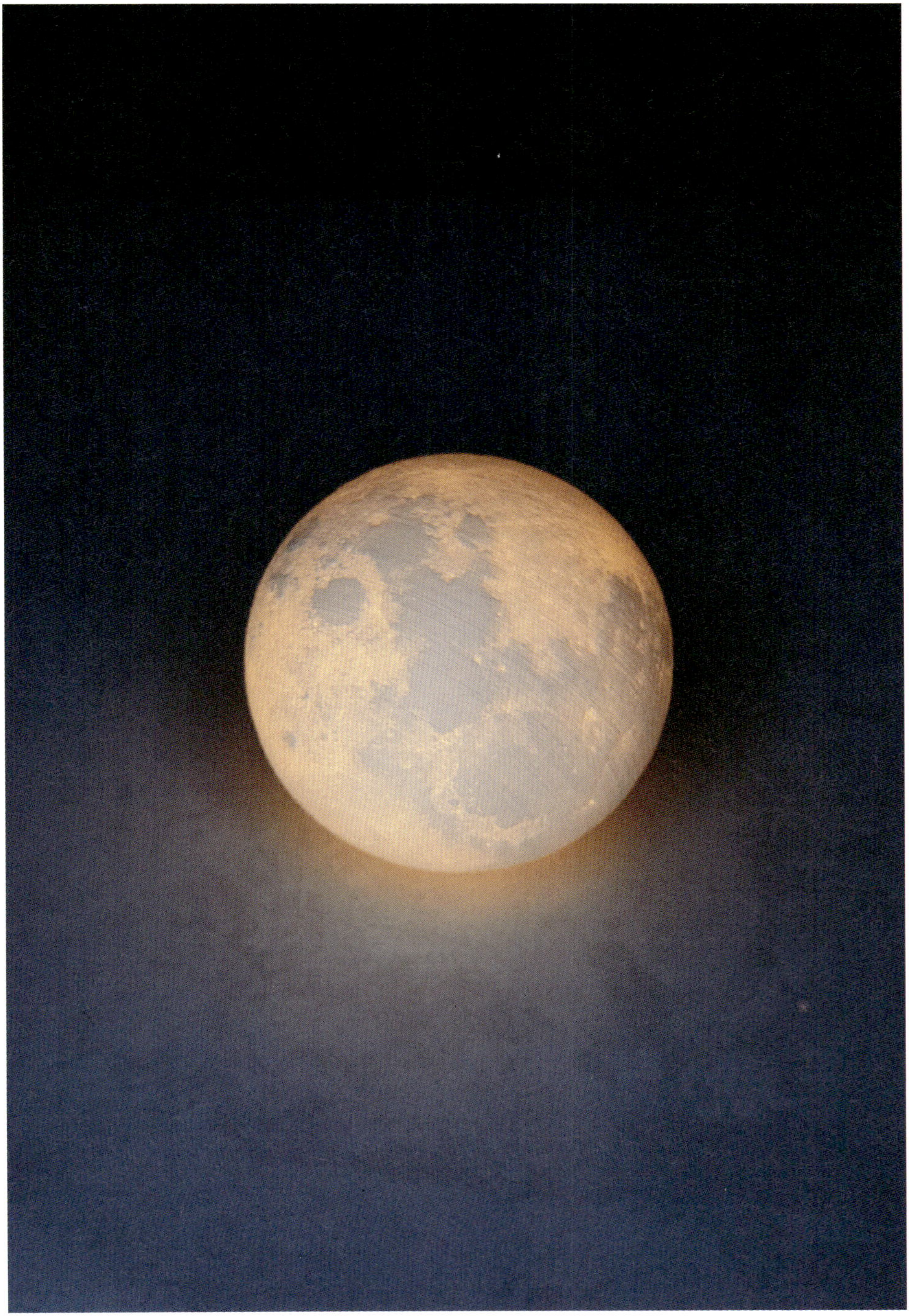

からだのエネルギーを集めて、からだをゆるめる

自分にとって快適なからだに戻ろうとする

人体力学を学んだ人にとっても、硬結を取り除くのは簡単ではありません。熟練の施術者なら1回の操法で除去することもできますが、ふつうは数回かかります。

「筋肉のしこりをとる」というと、筋肉をもみほぐすマッサージのような施術を思い浮かべる方が多いかもしれません。しかし人体力学の操法では、もみほぐして柔らかくするのではなく、逆に患者さん自身のからだのエネルギーを硬結の部分に寄せ、ぎゅっと集めていきます。

人間のからだとはおもしろいもので、硬いところをどんどんゆるめていくと、反対に硬くなろうとするものです。あまり柔らかくなり過ぎては危険だという防衛反応が働くのでしょう。マッサージでゆるめ過ぎた後、筋肉が反発してかえって硬くなることがあるのはそのためです。

硬くなればゆるもうとする、ゆるくなり過ぎれば硬くなろうとする――。そうやって、いつでも自分にとっていちばん自然で快適な状態に戻ろうとするのが、人間が本来持っているからだの仕組みです。

だから人体力学では、硬結を見つけても、むやみにゆるめようとはしません。反対に、本人のからだの力をその部分に集約するのです。エネルギーを集めて、集めて、集め切ると、ある時点から、ふわっとゆるんできます。硬い結晶のようだった硬結がほどけ、血液やリンパ液が流れ始める瞬間です。

ただし、硬結がほどけ始めても、すべてとってしまってはいけません。とり過ぎれば、また固まろうとするからです。からだ全体の状態をいい方向に持っていくためには、硬結を全部とってしまうのではなく、「このくらい残しておけば、あとは自分の力でとれるだろう」というくらいが最適。その見極めをするのが施術者の力量です。

硬結をとったら驚くほど元気になった

操法を受けるのは患者さんにとっても心地よい体験ばかりではありません。硬結が硬ければ硬いほど、からだの状態が悪ければ悪いほど、強い痛みを伴います。しかし、硬結がとれて体調がよくなると、むしろ快感になります。

20代後半で施術を受け始めた、ある女性の事例を紹介しましょう。

彼女はファッション・デザイナーを夢見て、デザイン専門学校に入学。20歳前後の頃は毎晩のように徹夜でデザイン画を描き、針仕事に没頭していました。時代はバブル崩壊後のクール・ブリタニア時代、アレキサンダー・マックウィーン、ジョン・ガリアーノ、ミウッチャ・プラダが台頭していた頃です。「若い女性はスリムなほど魅力的」が常識でした。

彼女自身もガリガリに痩せ、7号の服をさらに詰めて着るほどでした。なにしろ、毎日の食事はほとんど野菜だけ。おまけに、作業中は指先からタバコを離せないほどのチェーン・スモーカー。当時はまだ喫煙の害が広く知られず、女性でも、とくにプロフェッショナルな仕事を持つ人には愛煙家が少なくなかったのです。

しかし、そんな生活が長く続くはずはありません。バブル経済の崩壊と足並みをそろえるようにして、彼女の体調も悪化の一途をたどりました。

「自分ではまったく気づいていませんでした。でも、あるとき、親しい友人から歩き方がおかしいと指摘されて……。ガニマタになっていたんです。しかし、そのときは聞く耳を持ち合わせていませんでした。自分のからだはよいと思い込んでいたのです」

じつは彼女は、子どもの頃、整体の操法に通った経験がありました。お母さんの意向で無理やり通わされた面もあったのですが、それでも子ども心に「操法を受けると背すじがすっきり伸びて気持ちがいい」と感じた記憶がありました。

その後、自分のからだよりも他人のからだをよくしてあげたいと整体を学び始めましたが、学べば学ぶほど、自分のからだが悪いということに、ここではじめて気づきます。

バブル崩壊——失われた20年。経済は失われましたが、その間彼女は太ることを恐れて野菜ばかりだった食生活を改め、肉もごはんも好きなだけ食べるようにしました。喫煙も徹夜仕事もやめました。

井本整体の理論に従って、生活をまるごと変えたのです。結果、からだも心もまるごと変わりました。

彼女はその後、門下生となり、6年にわたり修業して自身の指導室を構えました。「彼女」こそが、本書の共同執筆者でもあるのです。

column 2 | からだを温める | 脚《きゃく》湯《とう》

全身の体調を整えるのに、体操のほか、症状に応じて、
あるいはコンスタントにからだを温めることをおすすめしています。
部分浴はからだの末端を温めることで、深部まで短時間で活性化させることができます。

1. 浴槽に、45度くらいのお湯（肌がピンク色になる程度）をひざの中央の深さまでためる。脚が入ればバケツなどでもOK。
2. 両ひざの真ん中まで、お湯に4分〜6分つける。汗が出ない、つけた部分がピンク色にならない、片足だけ白い場合は2分延長。
3. 乾いたタオルでよく拭く。

POINT
胃痛、胸やけ、消化器系〈消化器の負担が大きいとき〉

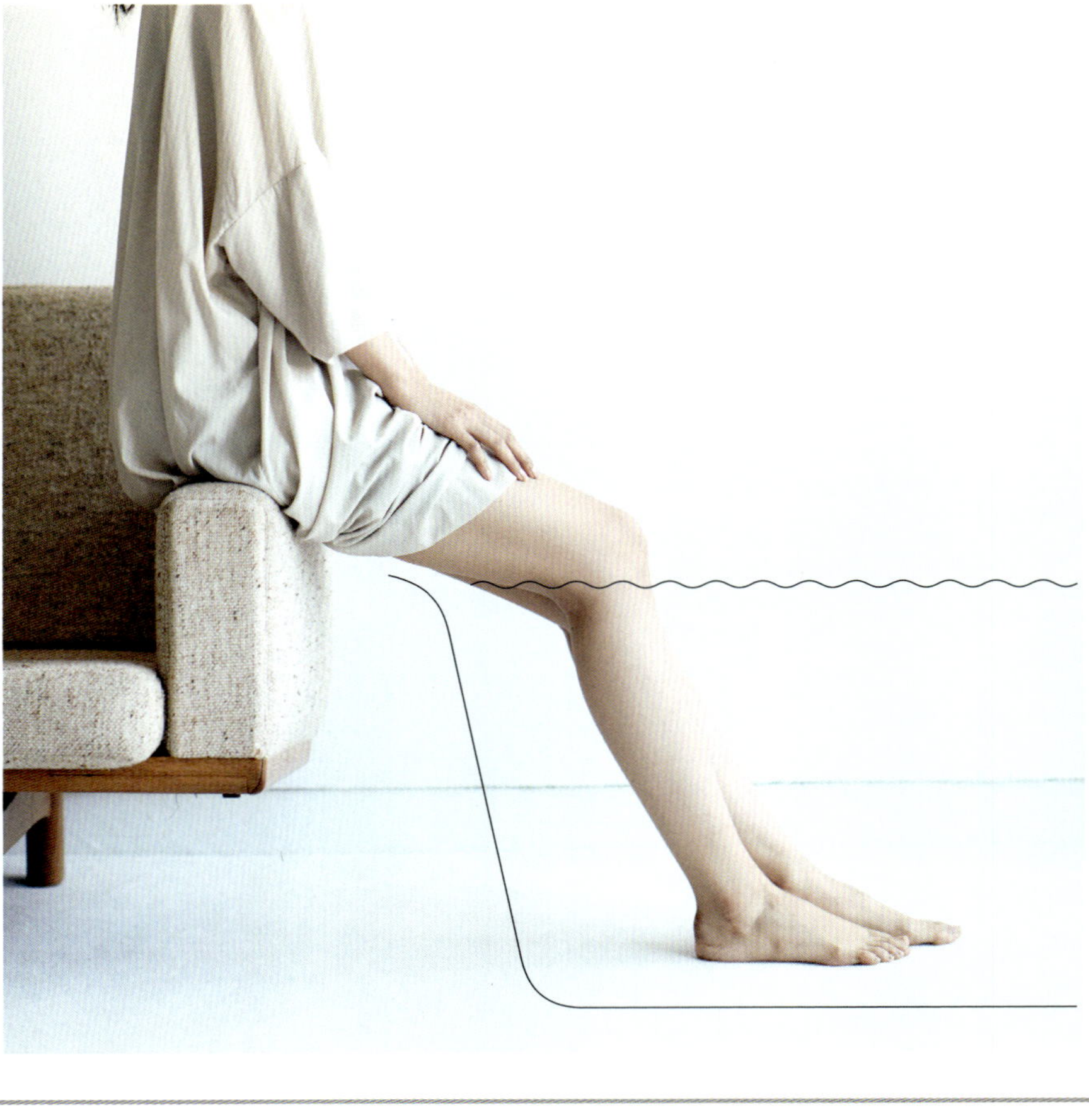

part 3

呼吸法で楽なからだを取り戻す

呼吸と人体力学

人体力学体操の基本

人体力学の基本は、パート2でご紹介した「操法」です。からだが弱って動けなくなったり、どこかに痛みがあったりして来室される人の状態に合わせて、人体力学を専門的に学んだ施術者が、個別に組んだプログラムに基づいて行います。

本来なら、定期的に操法を受けるだけで患者さんのからだは変わります。からだが変われば、心の状態も変わります。ですから、操法を受けた直後の患者さんは、みなさん心身ともにすっきりした笑顔で帰宅されます。ところが、次の操法を受けに来られたときは、また疲れた顔になっていることがあります。

今の社会はあまりにもめまぐるしく、ストレスやプレッシャーにあふれているため、人間のからだはとても弱くなってしまいました。加えて、最近は地球温暖化の影響で、酷暑や厳寒といった異常気象が、もはや異常といえない状況です。

自分のからだをふつうの状態に保つのもたいへんな時代になりました。操法でいくらからだの状態を整えても、いい状態をキープするのが難しく、日々の疲労やストレスによってすぐ悪い状態に戻ってしまうのです。

そこで、操法の効果を補完するものとして生まれたのが「人体力学体操」です。もともとは操法を受けた後、自宅などで体操することで、次に操法を受けるときまでからだをいい状態に保つことが目的でした。

操法が施術者の手で行われるのに対し、人体力学体操は自分でメンテナンスできる体操です。誰でも、ひとりでも、どこででもできます。

健康状態がかなり悪化した人や、高い効果を得たい人は、操法を受けながら行うことが理想です。しかし、人体力学の基本を理解したうえで正しく行えば、体操だけでも十分な効果を期待できるのです。

サビついた部位を刺激し、自然治癒力を呼び覚ます

「体操」の名はついていますが、人体力学体操の目的は、ことさらからだを動かしたり、強靱な筋肉をつけたりすることではありません。人間のからだ

にもともと備わっている自然治癒力を呼び覚まし、弱ったからだを健康な状態に戻すことです。

具体的には、硬直した筋肉にその人のエネルギーを集めて、ぐっと刺激していきます。刺激するポイントは、からだの中で偏り疲労がたまったところです。

人にはそれぞれ動き方にクセがあり、よく使う部位とあまり使わない部位があります。よく使う部位は自然と強くなりますが、使わない部位は弱くなり、サビが出てしだいに広がっていきます。

人体力学体操では、からだの仕組みを考えながら、サビついた部分をピンポイントで刺激していきます。血液やリンパの流れが改善して疲労物質や老廃物が効率よく排泄され、からだ全体の機能が改善します。そうすることにより、サビの正体、硬結ができないからだに変化します。

そのためには、体操を正しく行うことが必要です。人体力学体操は激しい動きもなく、一見、ゆるやかで簡単な体操のように思えます。しかし、その人のエネルギーを1点に集めるため、からだを動かすときに意識する部位、腕や脚を動かす角度などに細かい調整が必要です。きちんとポイントを押さえて行えば、自分でも驚くほどの効果が期待できます。

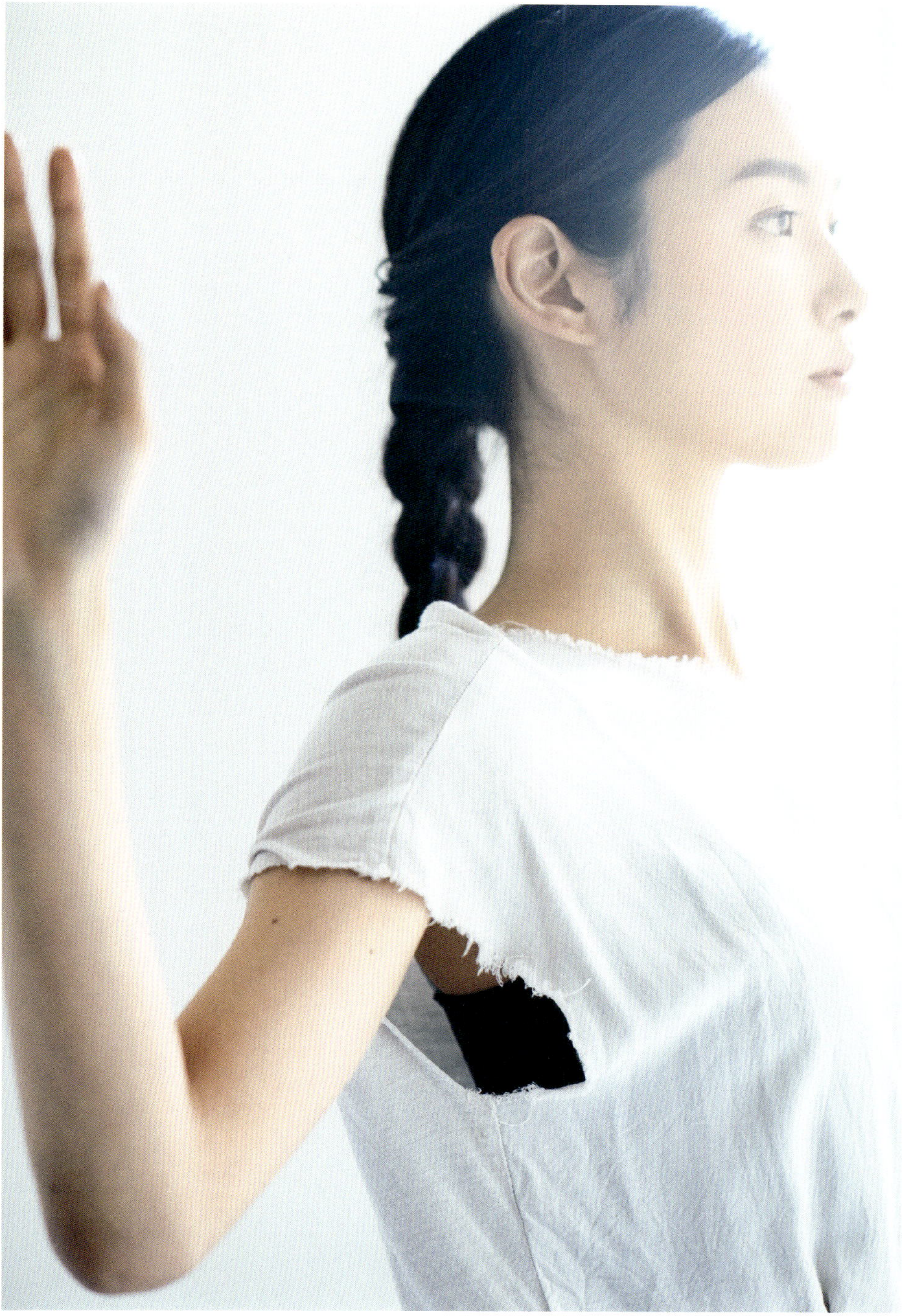

1日1回の呼吸法でからだを整える

まずは、人体力学の基本となる呼吸法を試してみましょう。鎖骨の中央にある**胸《きょう》鎖《さ》関《かん》節《せつ》**を広げるように伸ばし、背部は**胸《きょう》椎《つい》8番**に（↓12ページ）向かって酸素を送り込む呼吸法です。

パートーでお話ししたように、今の時代、多くの人に共通する弱点は呼吸器です。

背中が丸まっていると、肺が圧迫されて十分に広がらないため、いい呼吸はできません。もちろん生きているかぎり、呼吸が止まることはありませんが、肺活量が70〜80％落ちてしまいます。つねに顔の上にハンカチを1枚のせて呼吸しているような状態ですから、息苦しく感じることもあるでしょう。

肺や気管支が弱ると、連動する骨や筋肉だけでなく、骨盤や手足の状態にまで悪い影響が及びます。ふつうの生活を送りながら、ときどき無意識に大きい呼吸をしてはっとするようなら、呼吸器に負担がかかっている証拠です。知らず知らずのうちに呼吸が浅くなっていたり、一時的に呼吸が止まっていたりする可能性があります。

十分な酸素を摂取して健康なからだを維持するためには、いい呼吸が必要です。しかし、1日24時間、いい呼吸をしようと思ってもなかなかできるものではないでしょう。ときどき思い出して深呼吸をしても、すぐに忘れてしまうものです。

そこで必要になるのが、ここでご紹介する呼吸法です。1日に2回、起床後と就寝前に行えば効果的ですが、1日1回でもOKです。

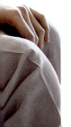

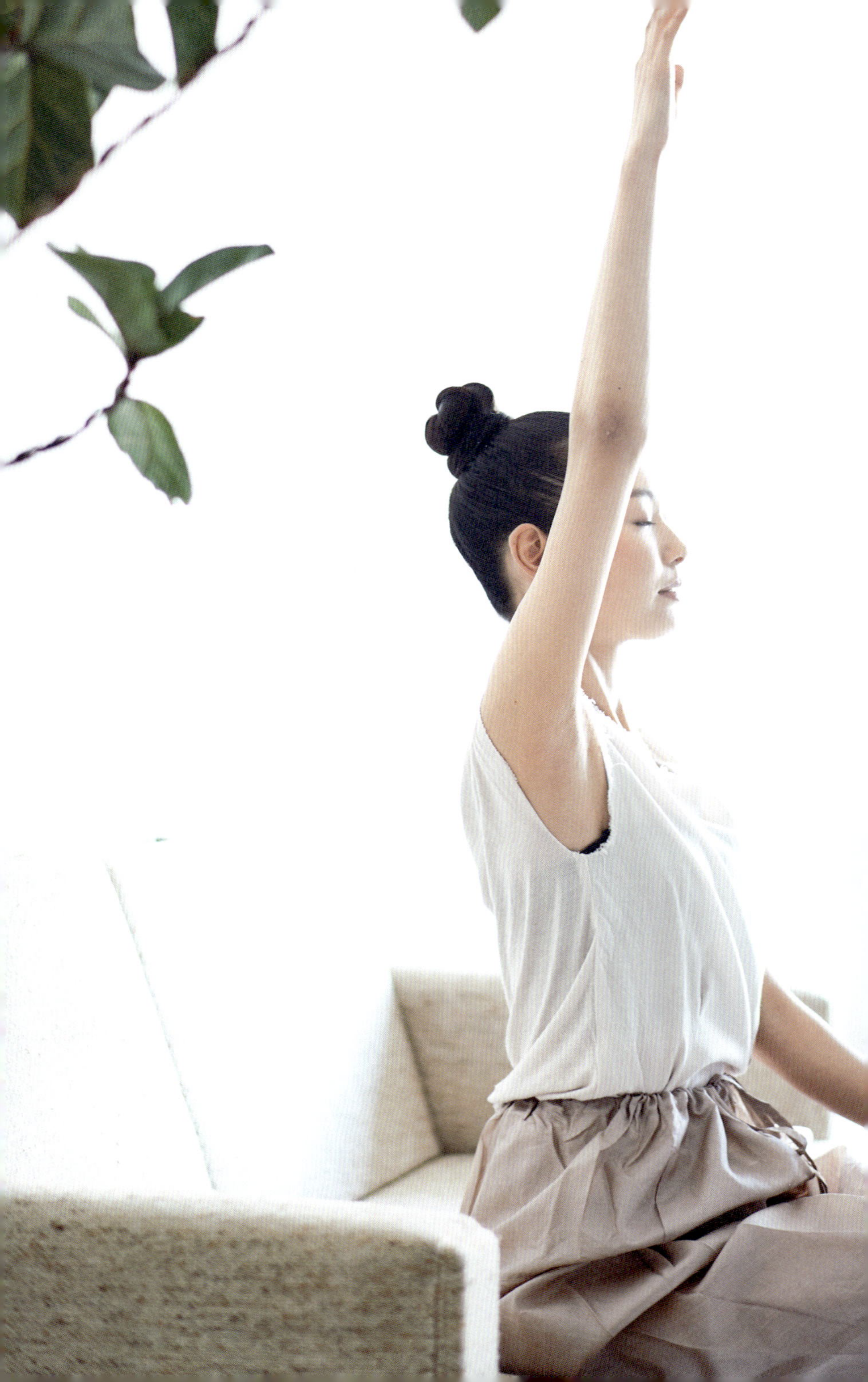

1

椅子に浅く座って
背すじを伸ばす。
息を吸いながら右手を顔の前を
通り、上に上げる。

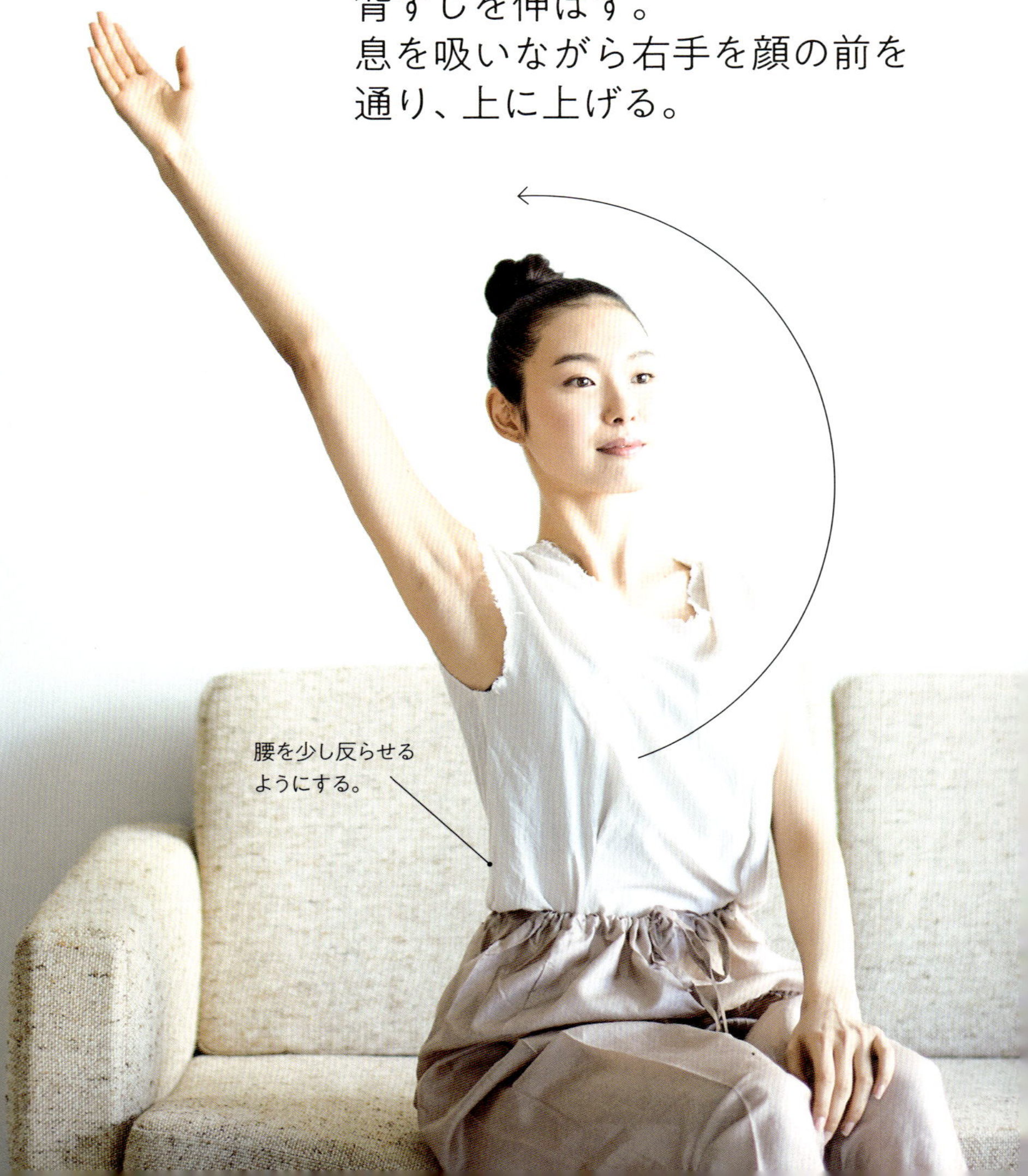

2

左手も同様に顔の前を通って、
息を吸いながら上に上げ、
胸を大きく開くように両手を
伸ばす。両手を下ろした
ところで、ゆっくり息を吐く。

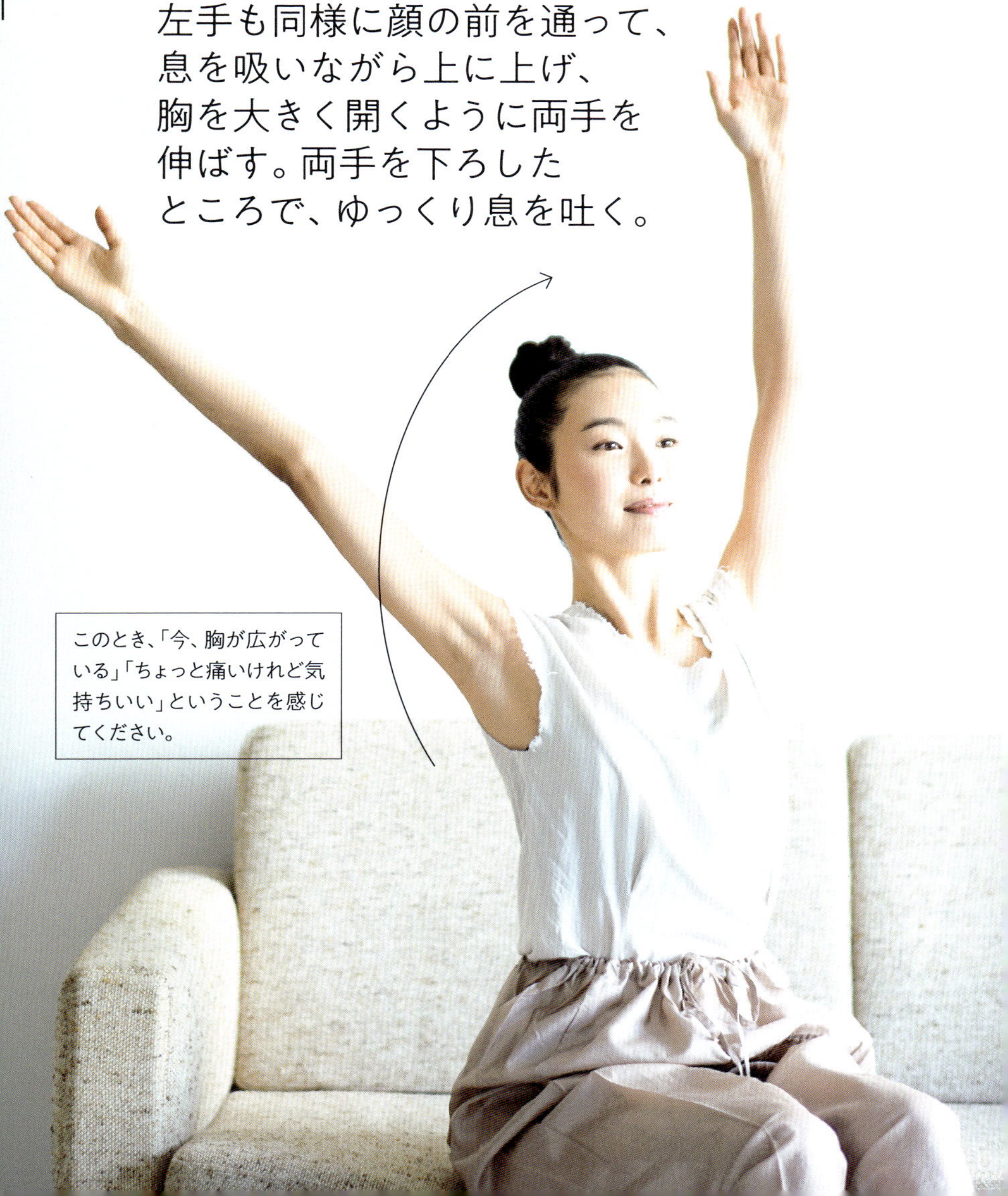

このとき、「今、胸が広がっている」「ちょっと痛いけれど気持ちいい」ということを感じてください。

column 3 ｜ からだを温める ｜ ひじ湯

全身の体調を整えるのに、体操のほか、症状に応じて、あるいはコンスタントにからだを温めることをおすすめしています。部分浴はからだの一部を短時間お湯につけて、熱刺激で血管を広げて血流を増やし、患部の活性化をうながします。

1. 広めの洗面器に、45度くらいのお湯（肌がピンク色になる程度）を張る。

2. ひじから指先まで、お湯に4分～6分つける。汗が出ない、つけた部分がピンク色にならない、片腕だけ白い場合は2分延長。

3. 乾いたタオルでよく拭く。

POINT

呼吸器系の疾患、肺炎、心臓・循環器系、肋間《ろっかん》神経痛、寝違い〈呼吸器の負担が大きいとき〉

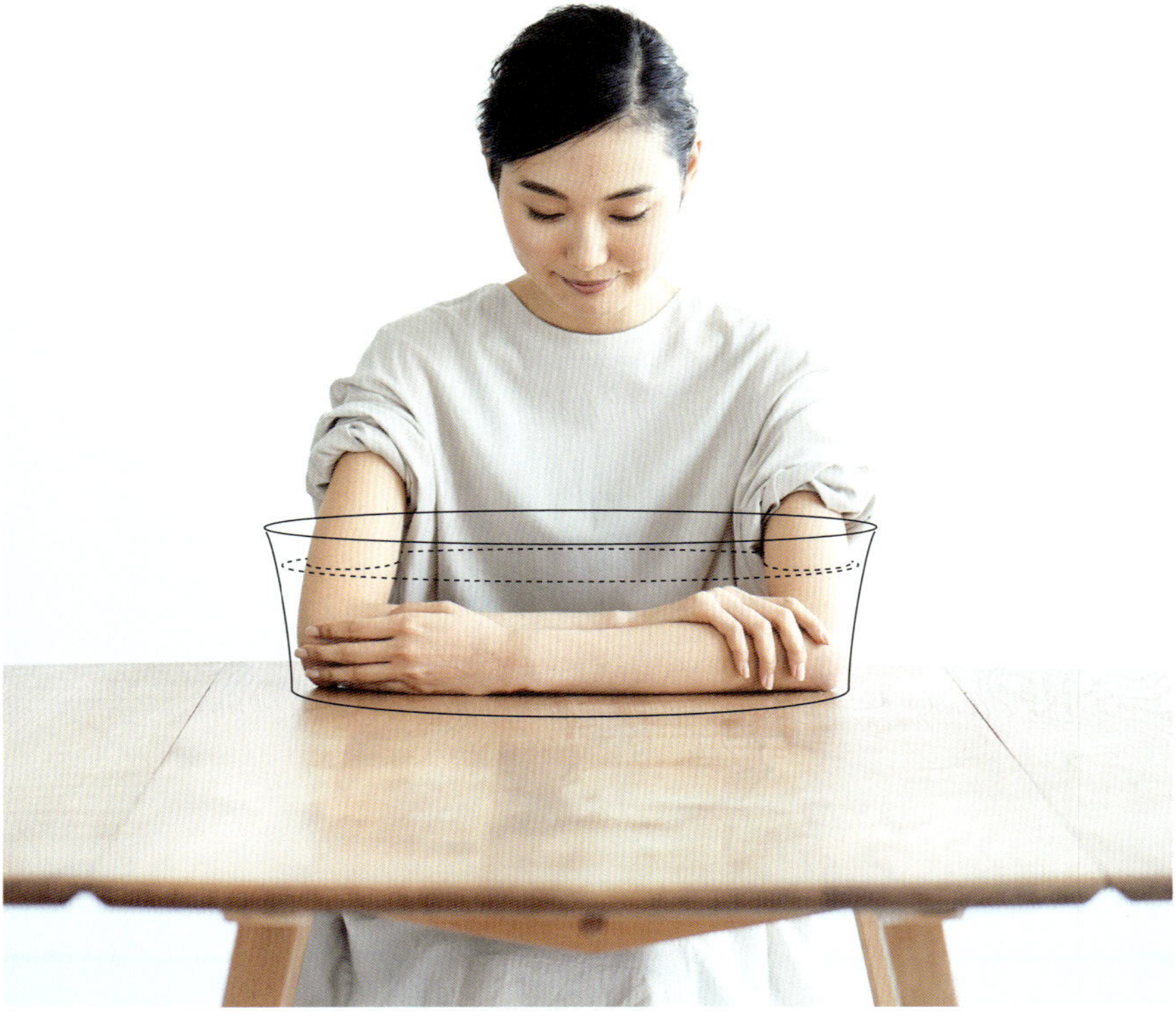

part 4

タイプ別
からだリセットエクササイズ

からだのタイプに合ったエクササイズでリセット

「太りやすい」「疲れやすい」「不調だ」といっても、性格や考え方のクセ、からだの特徴、日頃のからだの使い方によっても、それらの原因は異なります。心はからだに影響を及ぼし、からだは心に影響を及ぼします。自分の心身の特徴を理解して、それに合ったエクササイズをすることは、からだをリセットする近道になります。人は、性格や考え方、からだの特徴によって6つのタイプに分けられます。次ページのチェックシートで、あなたがどのタイプかチェックしてみてください。

チェックシートの使い方

1. チェックシート1〜6のすべての質問に答えてください。
2. チェックシート1〜6ごとにチェックした数を数えて「チェックの数」欄に記入してください。

タイプの調べ方

チェックシート1〜6のすべての質問に答えて、もっとも多くのチェックが入ったタイプが、あなたのタイプです。

チェックシート1	タイプ1「呼吸器」タイプ→58ページ
チェックシート2	タイプ2「腎臓」タイプ→64ページ
チェックシート3	タイプ3「骨盤」タイプ→70ページ
チェックシート4	タイプ4「消化器」タイプ→76ページ
チェックシート5	タイプ5「脳」タイプ→82ページ
チェックシート6	タイプ6「過敏」タイプ→88ページ

チェックの数によって、タイプの傾向の度合いを次のように判定します。

ハイレベル	10個以上
ミドルレベル	5〜9個
ローレベル	4個以下

多くの人は、複数のタイプをあわせ持っています。各チェックシートで、チェックの数が同じになることもあるでしょう。その場合は、該当する2つのタイプの解説を参考にしてください。

チェックシート1　チェックの数［　　］（タイプ1→58ページ）

□ 1. 何もすることがないと、不安で心が落ち着かない
□ 2.「静かに」「落ち着いて」と人から言われることが多い
□ 3. 新しいことにチャレンジするのが好き
□ 4. 気に入らないことがあると、頭に血がのぼってしまうほう
□ 5. 自分にとって負担になることは、なるべく避けたい
□ 6. 仕事や家事に行き詰まると、すべて投げ出したくなることがある
□ 7. 計画している時間があるなら、すぐにでも行動に移したいと思う
□ 8. スポーツは見るよりするほうが好き
□ 9. 楽しそうなことがあれば、多少の無理をしてでもすることがよくある
□ 10. 何事にも興味を持つが、あきるのも早い
□ 11. まわりを気にせず、ひとりで突っ走っていることがよくある
□ 12. 体調がよいときれいな汗を流すが、体調が悪いと汗が出にくくなる
□ 13. 手足が冷えやすい
□ 14. 風邪をひくと、せきがよく出る

チェックシート2　チェックの数［　　］（タイプ2→64ページ）

□ 1. 人の話を聞くのは苦手なほう
□ 2. 人と競うゲームやスポーツが好き
□ 3. 話をすることや、思っていることを言葉にするのは得意なほう
□ 4. 機嫌が悪くなると、とにかく黙りこんでしまうことがある
□ 5. 人に口出しされると嫌な気持ちになる
□ 6. 家で何もせずにひとりで過ごすことができる
□ 7. 小さな失敗で、ネガティブ思考になることがある
□ 8. 人の話を聞くより、自分が話すほうが好き
□ 9. 自分の不運を人のせいにしがち
□ 10. 周囲の人はみんな敵だと思うことがよくある
□ 11. 自分だけががんばって、損をしているような気持ちになりやすい
□ 12. 外出から帰ってきたら、疲れてしばらく動けなくなることがよくある
□ 13. 風邪をひくと、のどが痛くなる
□ 14. からだが硬く、股関節が広がりにくい

チェックシート3　チェックの数［　　］（タイプ3→70ページ）

□ 1. 人に嫌われていないか気になることが多い
□ 2. 相手に楽しんでもらったり、喜んでもらうためにがんばるほう
□ 3. 何をやっても不器用で、要領よくできない
□ 4. 努力しても無駄だと思うことがよくある
□ 5.「好きなものを選んでいいよ」と言われると、迷うことがよくある
□ 6. いつもだれかの役に立つことを考えている
□ 7. 目立つことをするよりも、黙々と仕事をしていたいと思う
□ 8.「甘い話」にひっかかりやすく、だまされることがけっこうある
□ 9. 家事や仕事などで小さなミスをすることが多い
□ 10. 自分は急いでいるつもりでも、のんびりしていると思われることがよくある
□ 11. 嫌なことを頼まれたとき、なかなか断れない
□ 12. 冷房の効いた部屋にいると、足首、腰、下腹部がかなり冷える
□ 13. 足首を捻挫しやすい、くじきやすい
□ 14. 風邪をひいたとき、顔がむくみやすい

チェックシート4　チェックの数［　　］（タイプ4→76ページ）

□ 1. 人生楽しまなければ意味がないと考えている
□ 2. 好き嫌いがはっきりしていると思う
□ 3. 休みの日はたいてい遊びに出かけている
□ 4. さまいなことでも争いを避けたいと思う
□ 5. 人と話をすることは楽しいし、得意なほう
□ 6. いつか幸せになりたい、とよく考える
□ 7.「いい人」を演じてしまい、本当の自分とのギャップを感じることがある
□ 8. 人に嫌われたくない、という気持ちがかなり強い
□ 9. やる気があるときとないときの差が激しい
□ 10. 服でもなんでも、自分に合ったものを見つけられず、悩んでしまう
□ 11. 習いごと、お稽古などやりたいことがたくさんあり過ぎて選べない
□ 12. 食事の量や回数、間食や夜食が多い
□ 13. 心理的にストレスを感じると胃が痛みやすい
□ 14. 右半身と左半身で汗の出かたが違う

チェックシート 5　チェックの数 [　　] （タイプ5→82ページ）

□ 1. 人と自分を比べたり、人をうらやましいと思ったりすることがよくある
□ 2. 人からの提案やアドバイスをお節介に感じることが多い
□ 3. 周囲からどう見られているか、想像することがけっこうある
□ 4. 物事を始めるときは、きちんと計画を立ててから行うほう
□ 5. どうなるか見当がつかないと、不安になってしまう
□ 6. 自分の未来のことや、先々のことをよく考える
□ 7. 物持ちがよく、衣類など何年も着続けることができる
□ 8. 料理をするときは、盛りつけや飾りつけをよく気にする
□ 9. 決まりやルールを大切にするほう
□ 10. あれこれ思いをめぐらせて、頭の中で考えることが好き
□ 11. ストレスに弱いほうだと思う
□ 12. 気づくと肩に力が入っていると感じることが多い
□ 13. 頭に血がのぼりやすく、疲れると首がこわばってくる
□ 14. 風邪をひくと、頭痛が出やすい

チェックシート 6　チェックの数 [　　] （タイプ6→88ページ）

□ 1. ちょっとしたことでパニックになりやすい
□ 2. いろいろ気になるが、すぐに忘れてしまう
□ 3. 緊張すると動けなくなることが多い
□ 4. 新しい環境に慣れるのが苦手なほう
□ 5. 自分の性格は損だと思うことがよくある
□ 6. 人に見られていると、集中するのを難しく感じる
□ 7. 新しいことにいろいろチャレンジするが、どれも長続きしない
□ 8. 自分だけ仲間はずれにされているのではないかと思うことがけっこうある
□ 9. 心を開いて悩みを相談できる人が少ない
□ 10. 人からどう見られるか、かなり気になるほう
□ 11. 都合が悪くなると、つい逃げ出したくなってしまうことがよくある
□ 12. 痩せていて、首や手首が細い
□ 13. 緊張すると、冷や汗が出て脈が乱れる
□ 14. 肩が上に上がりやすく、ときに上半身をねじる

1．好奇心旺盛な「呼吸器」タイプ

性格

「呼吸器」タイプは、性格がシンプルでわかりやすく、また、つねに前に出ようとする旺盛な好奇心を持っています。行動力があり、じっとしているとストレスがたまるほど。考えるよりも先に行動に移すため、ついまわりを気にせず前だけを見て突っ走ってしまうこともあります。

水色など淡い色を好みます。

からだの特徴

長身型で、腰が柔らかく脚の裏側がよく伸びるので、歩く姿がきれいです。

からだが軽くフットワークがいいので、誰かに何か言われる前に行動するでしょう。

風邪をひくと、せきがよく出る傾向があります。

体温調節が苦手なので、無理をせず冷房や暖房を使いましょう。

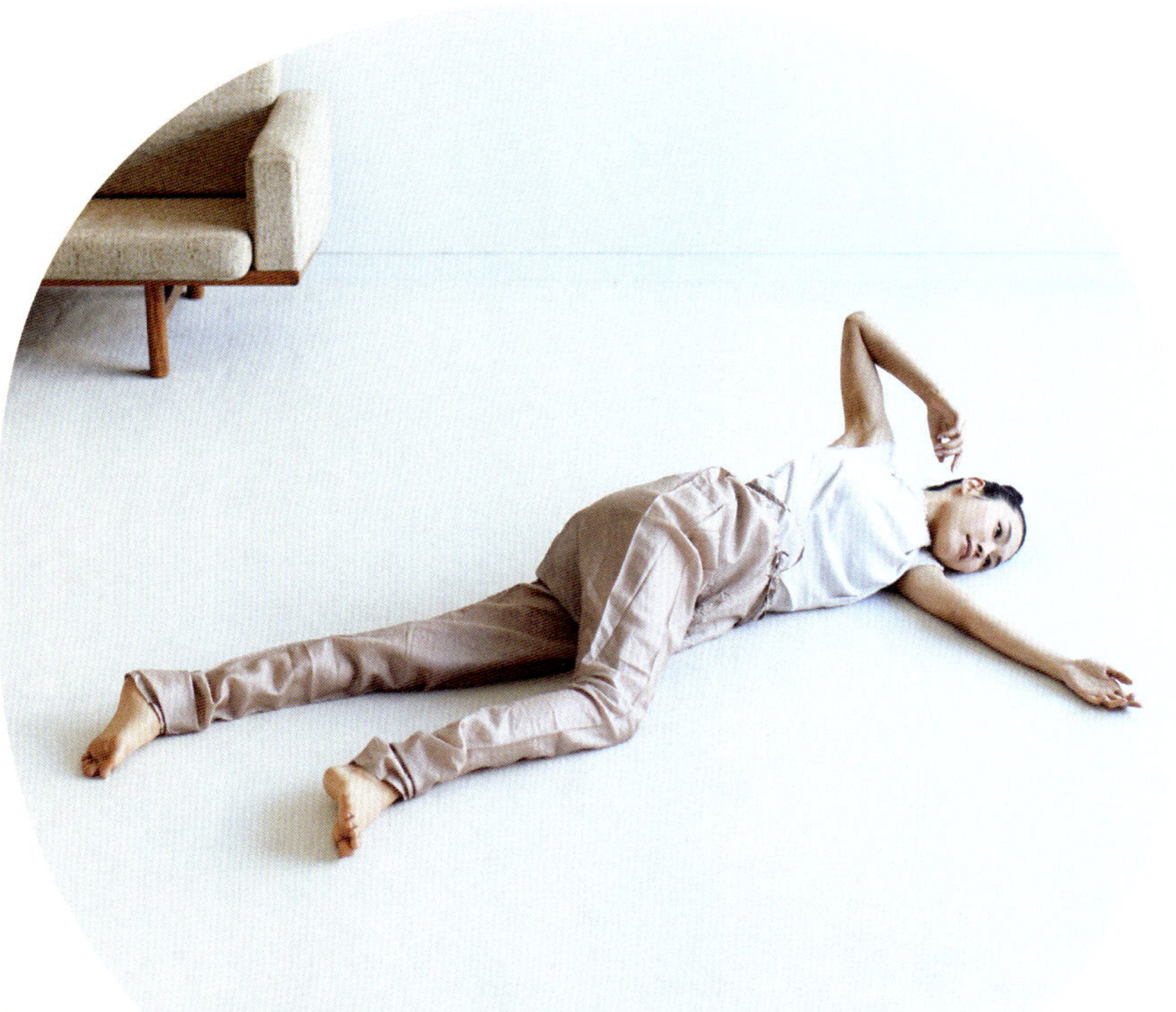

「呼吸器」タイプのエクササイズ

呼吸力リセット（→60ページ～）

1日2回　2分以内

「呼吸器」タイプに効く

呼吸力リセット

ひじを使って、肋骨、肩甲骨を調整します。
呼吸が楽になります。

・肩こり
・せきがよく出る
・肌が乾燥しやすい
・暑さ・寒さに弱い

1日2回　2分以内

1

横になり、左手を伸ばす。

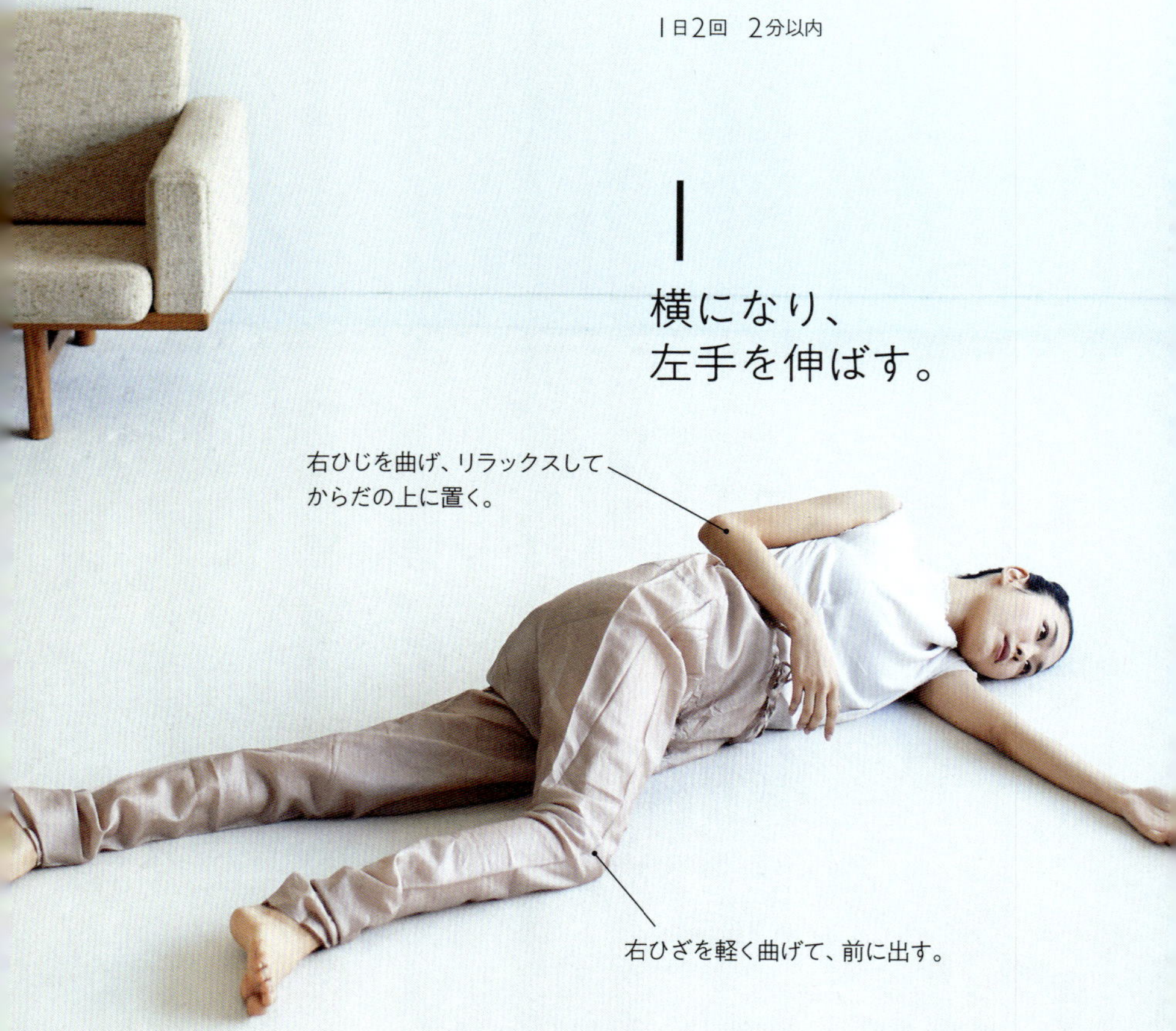
右ひじを曲げ、リラックスしてからだの上に置く。
右ひざを軽く曲げて、前に出す。

2

右ひじをゆっくり
肩の高さより
やや上まで上げる。

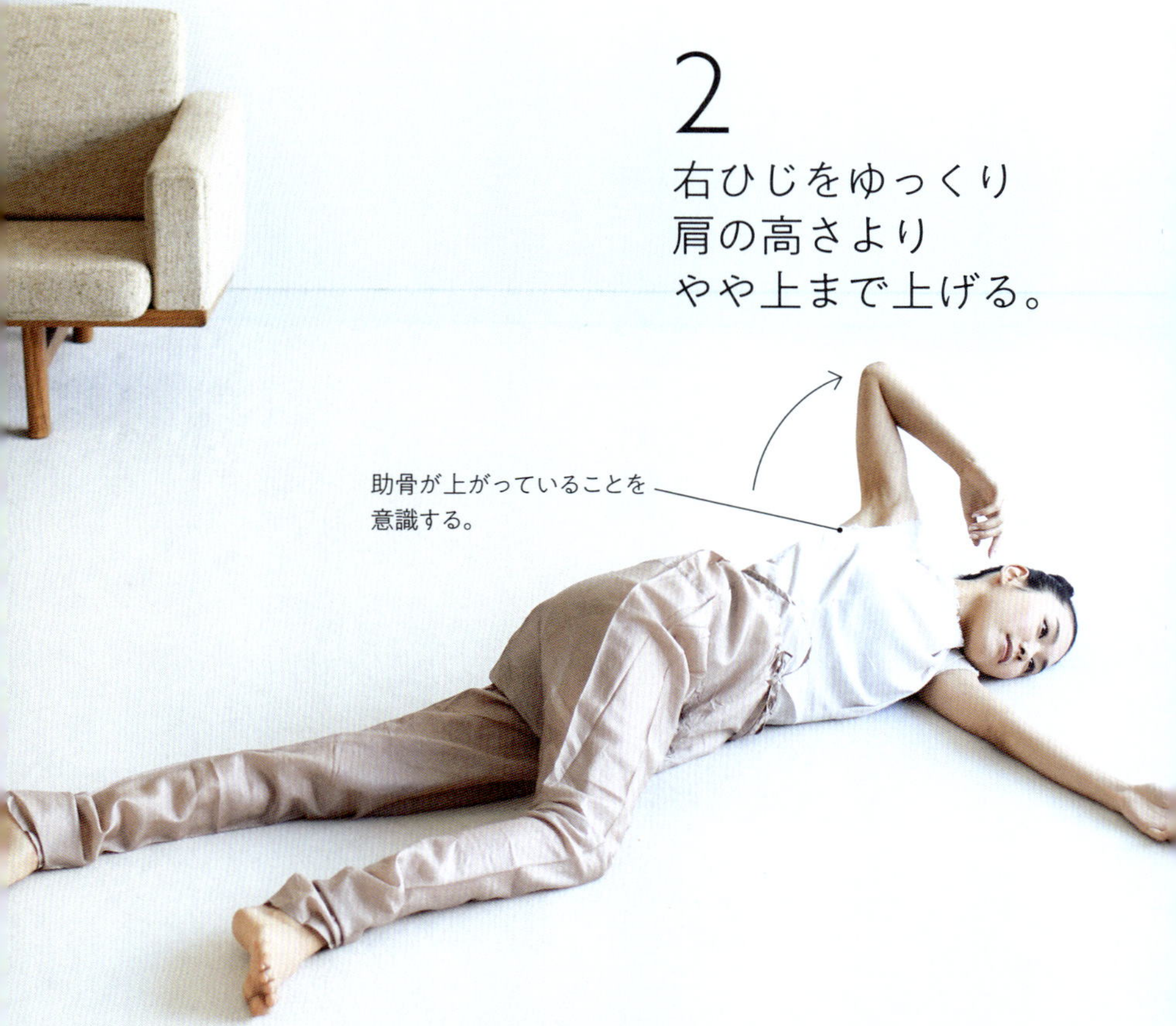

次ページへ

3

右腕が止まるところまで
しっかり上げる。

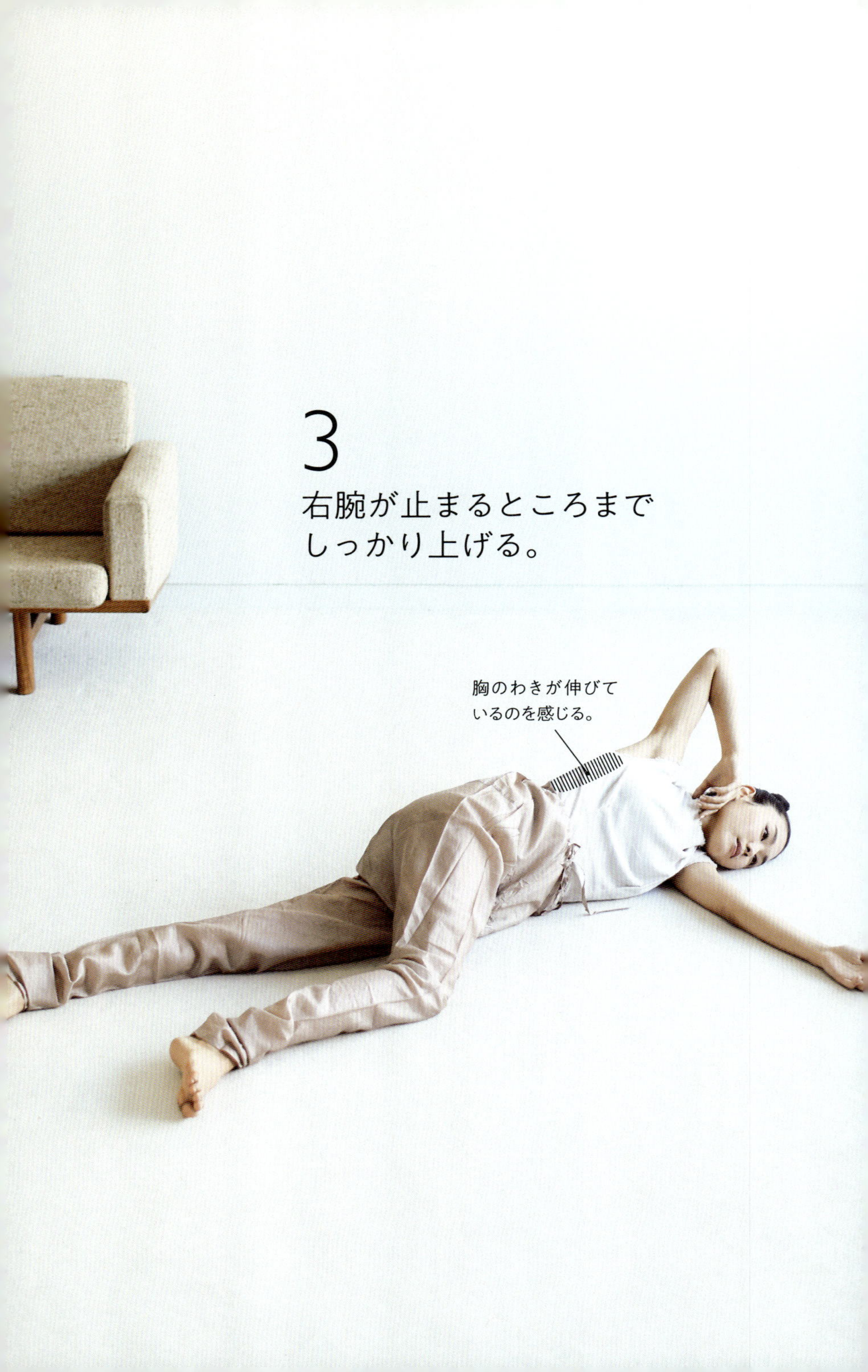

4

ひじから先を伸ばして、
3呼吸キープ。

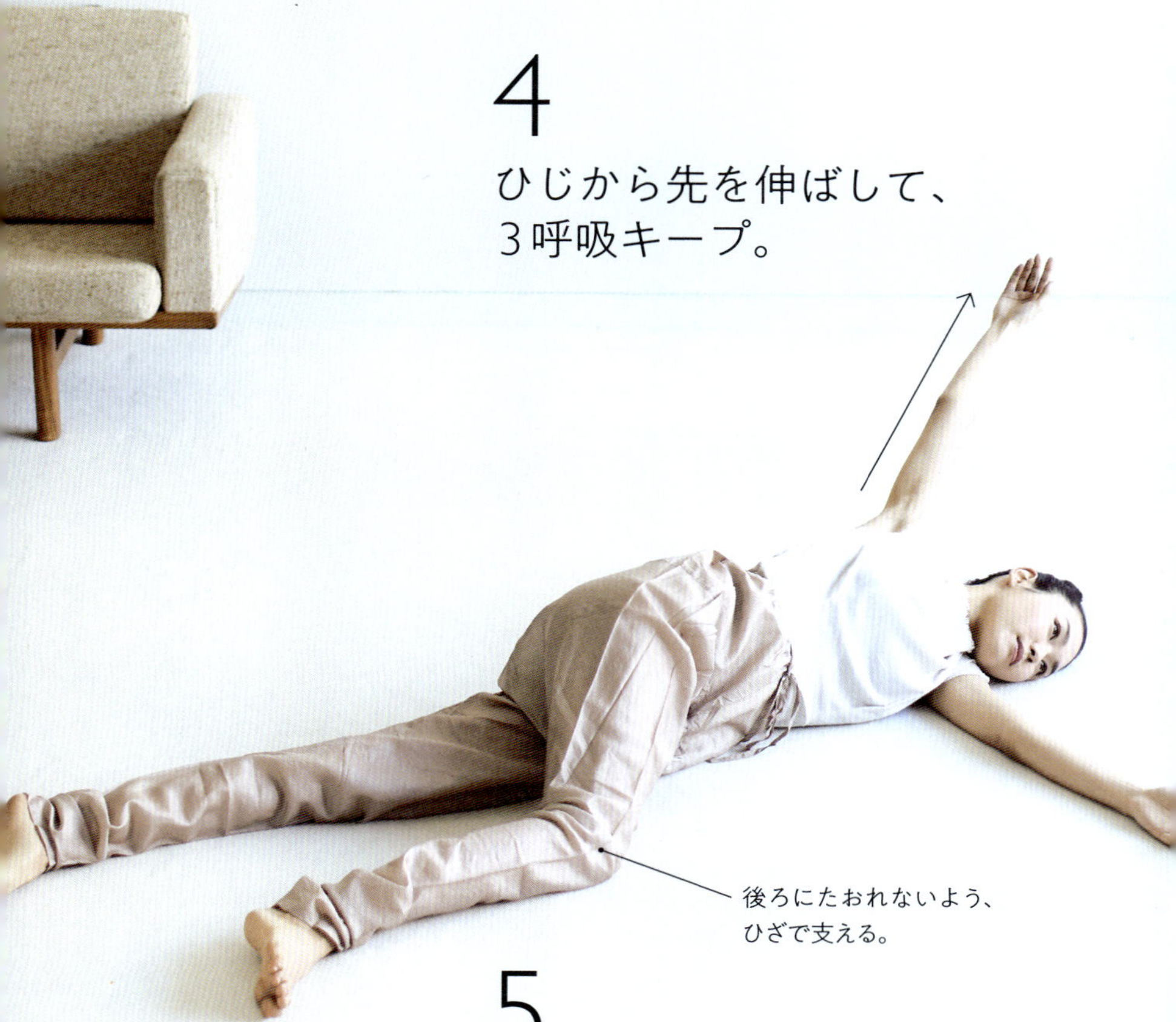

後ろにたおれないよう、
ひざで支える。

5

反対側も同様に行う。

2．努力家の「腎臓」タイプ

性格

「腎臓」タイプは、集中力に優れており、物事に対して徹底して取り組む努力家です。

一方で、物事への執着が強くなり過ぎて他人に嫉妬したり、勝ち負けを気にしてしまう傾向があります。頑固なところがあり、相手を信用するまでに時間がかかります。

黒っぽい色を好み、ギャンブルが好きな人も多いでしょう。

からだの特徴

からだをひねるクセがあり、脚を深く組んだりします。

熱中症になりやすく、風邪をひくと、のどに症状が出やすいでしょう。

ストレスがかかると、血流が悪くなり、老廃物がたまりやすい傾向があります。体調が悪くなると、肌がにごります。

汗が出にくく、出ても粘るような汗です。

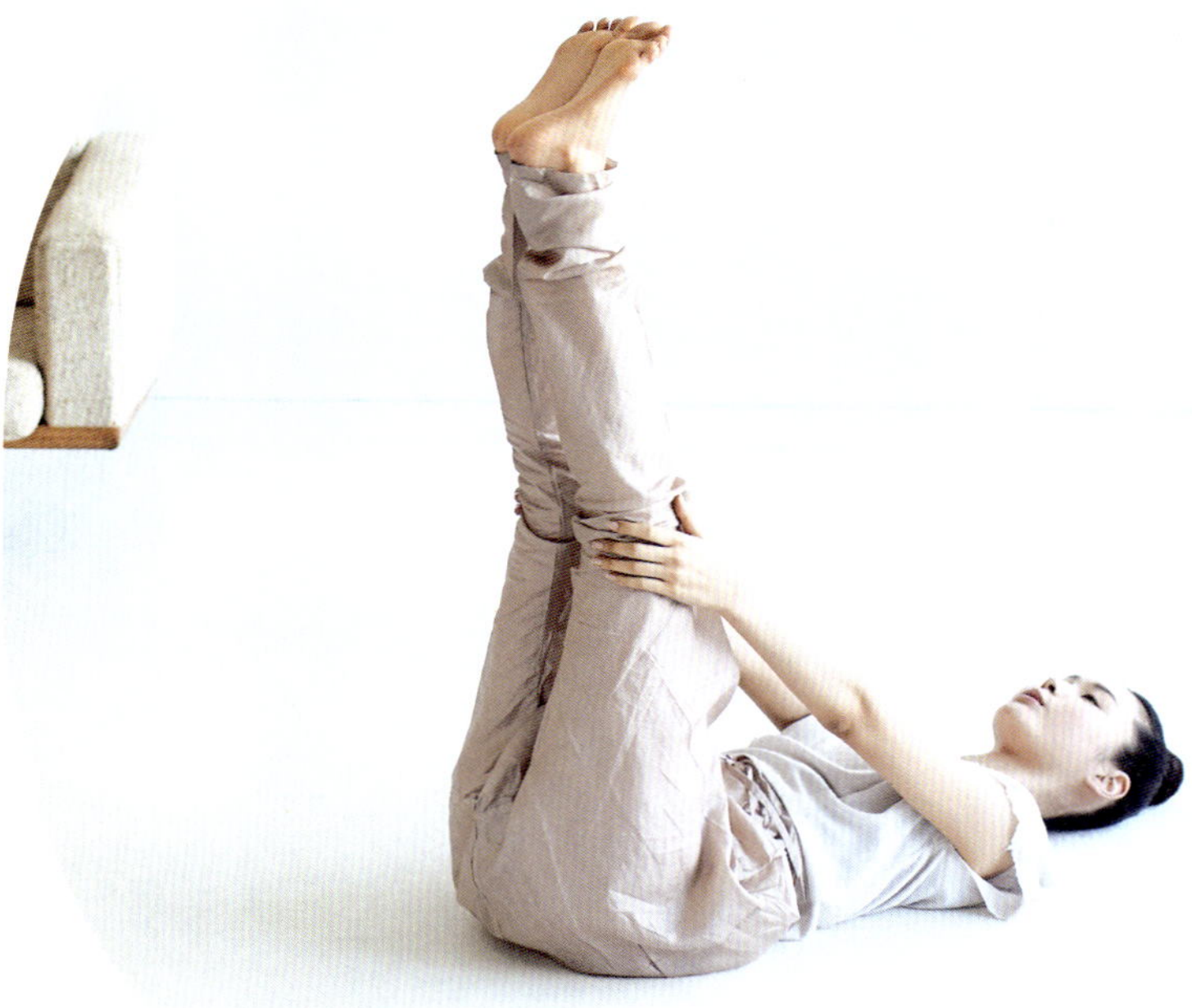

「腎臓」タイプのエクササイズ

むくみリセット（→66ページ～）

1日2回　2分以内

「腎臓」タイプに効く

むくみリセット

脚を上げて、もも裏の筋肉を使って腎臓を刺激します。

- ぎっくり腰になりやすい
- のどを痛めやすい
- 汗が出にくい
- よく脚を組む
- むくむ

1日2回　2分以内

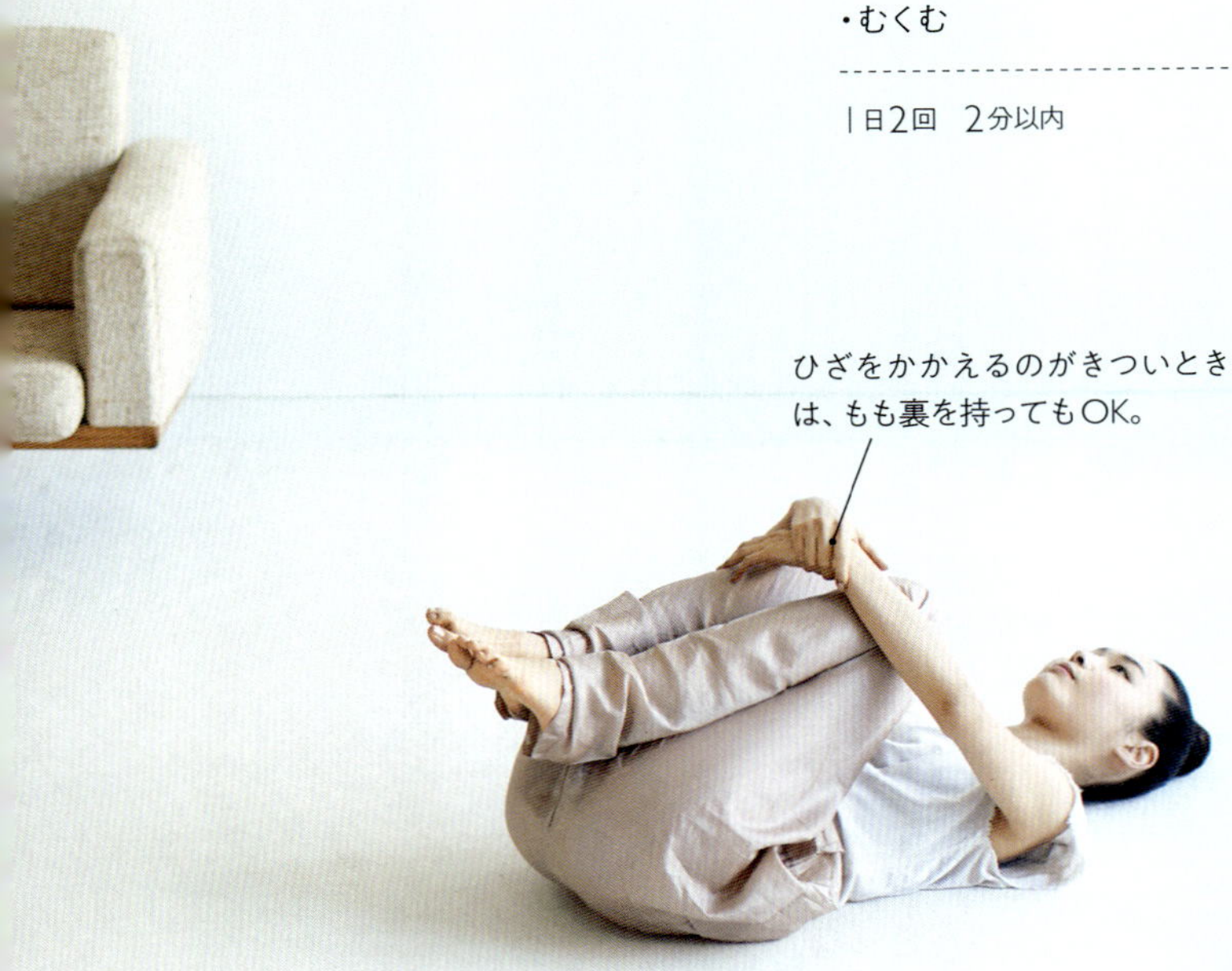
ひざをかかえるのがきついときは、もも裏を持ってもOK。

1

仰向けになり、
両ひざをかかえる。

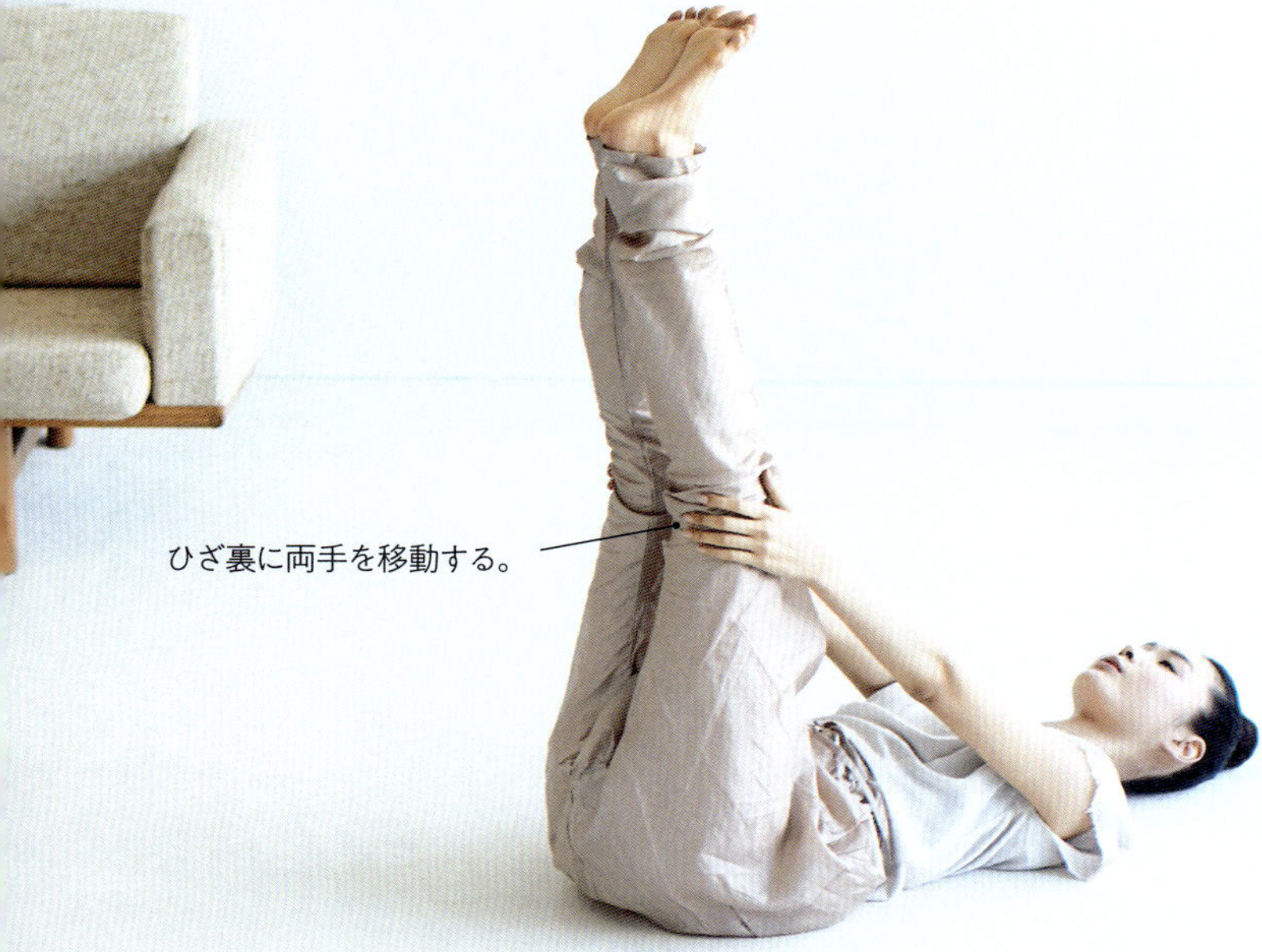

2
両脚を上に伸ばす。

次ページへ

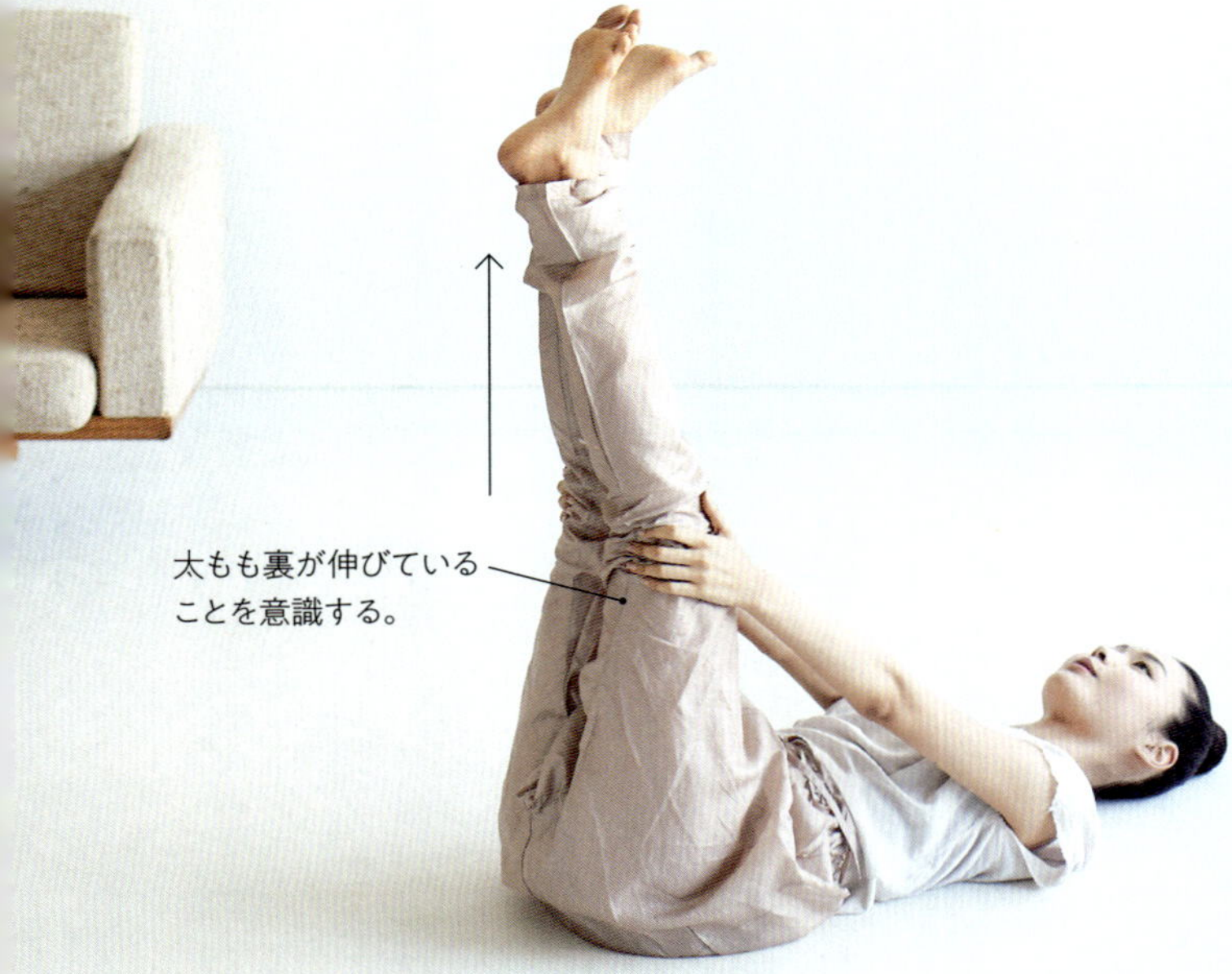

3

右のかかとを天井に
向けるようにして足を伸ばす。
左右交互に、数回繰り返す。

ひざを曲げにくい場合、足を伸ばしにくい場合のペアエクササイズ

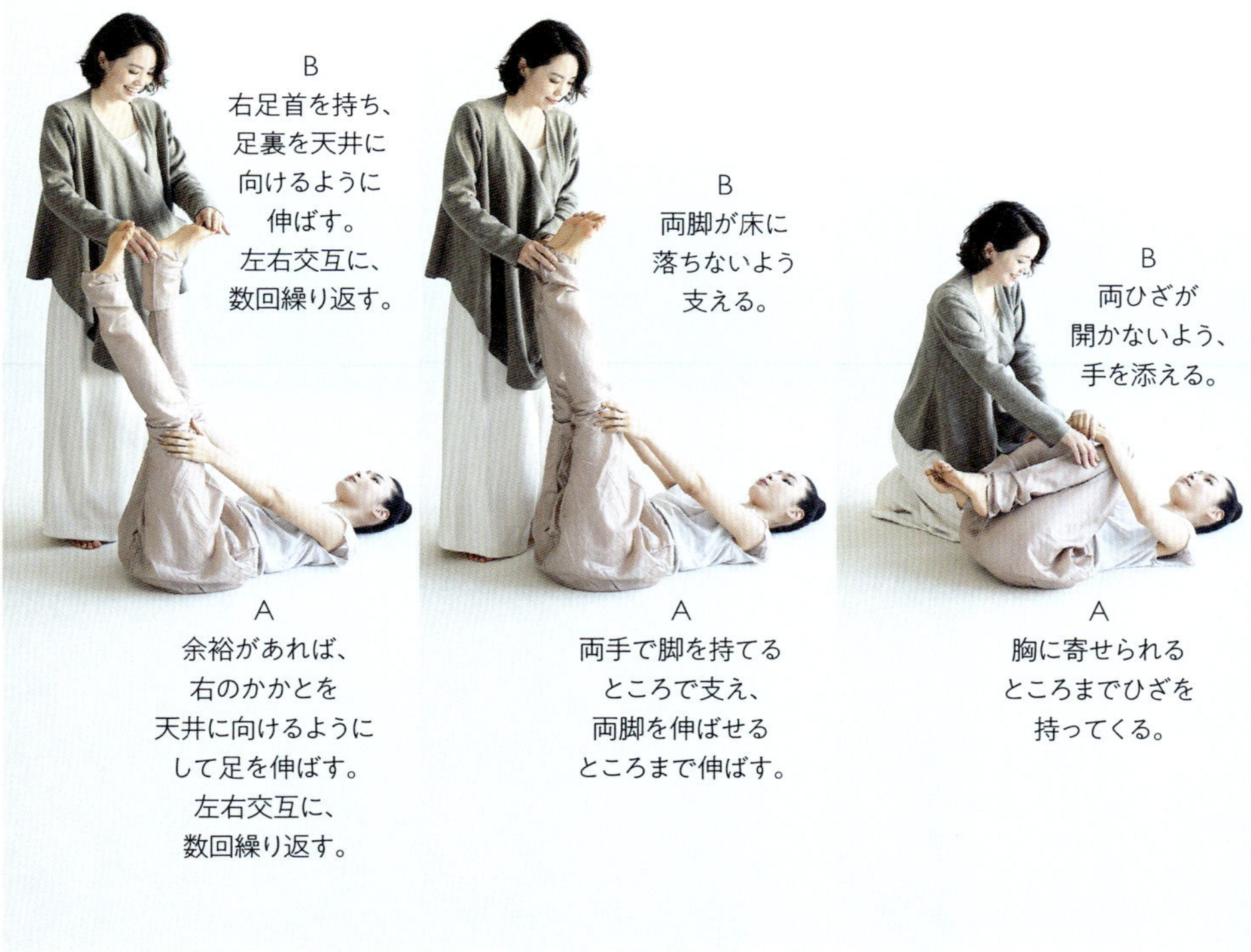

B
右足首を持ち、
足裏を天井に
向けるように
伸ばす。
左右交互に、
数回繰り返す。

A
余裕があれば、
右のかかとを
天井に向けるように
して足を伸ばす。
左右交互に、
数回繰り返す。

B
両脚が床に
落ちないよう
支える。

A
両手で脚を持てる
ところで支え、
両脚を伸ばせる
ところまで伸ばす。

B
両ひざが
開かないよう、
手を添える。

A
胸に寄せられる
ところまでひざを
持ってくる。

3．おおらかな「骨盤」タイプ

性格

「骨盤」タイプは、何もかも包み込むようなおおらかさがあります。自分のためには動けなくても、人のためなら嫌なことでも引き受けてしまうところがあります。

動きはゆったりとしていて、不器用な人が多いでしょう。若い頃は縁の下の力持ちで、年をとるにしたがって人から好かれるようになります。いわゆる親分肌です。どんと構えていて、安心できる人です。

主にアースカラーを好みます。

からだの特徴

お尻が少し下がっていて、骨盤が開いています。首が太い人も多いでしょう。年を重ねると、丸みを帯びた体型になりがちです。

手首・足首、腰が冷えやすいでしょう。便秘になりやすい傾向があります。

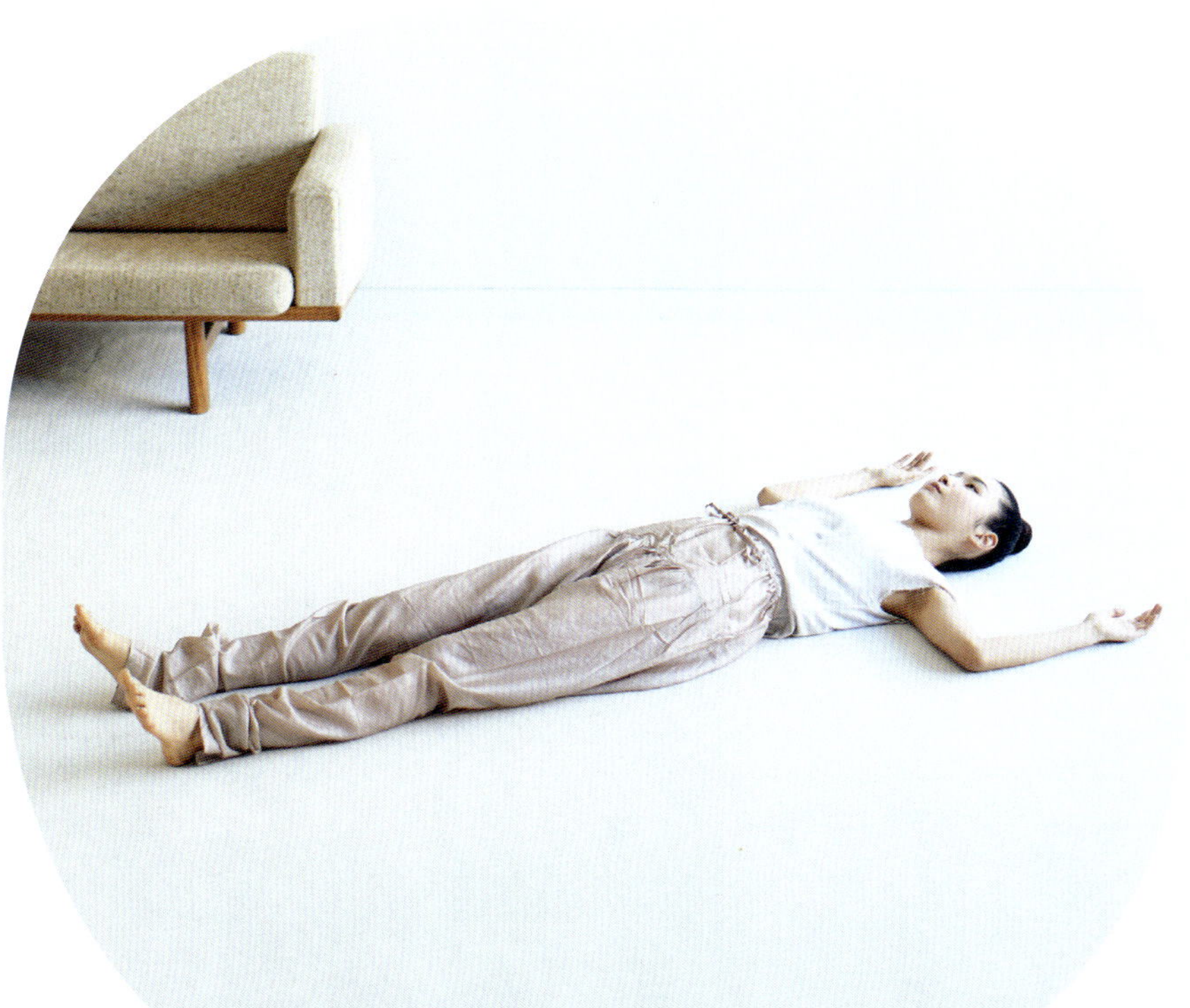

「骨盤」タイプのエクササイズ

骨盤リセット（→72ページ~）

1日2回　2分以内

「骨盤」タイプに効く

骨盤リセット

内転筋（太ももの内側の筋肉）を使って、骨盤を調整します。生理前後、産前産後にも。

- 手首・足首、腰の冷え
- 生理痛
- 生理不順
- 便秘

1日2回　2分以内

1

仰向けになり、
手を頭上へ伸ばす。

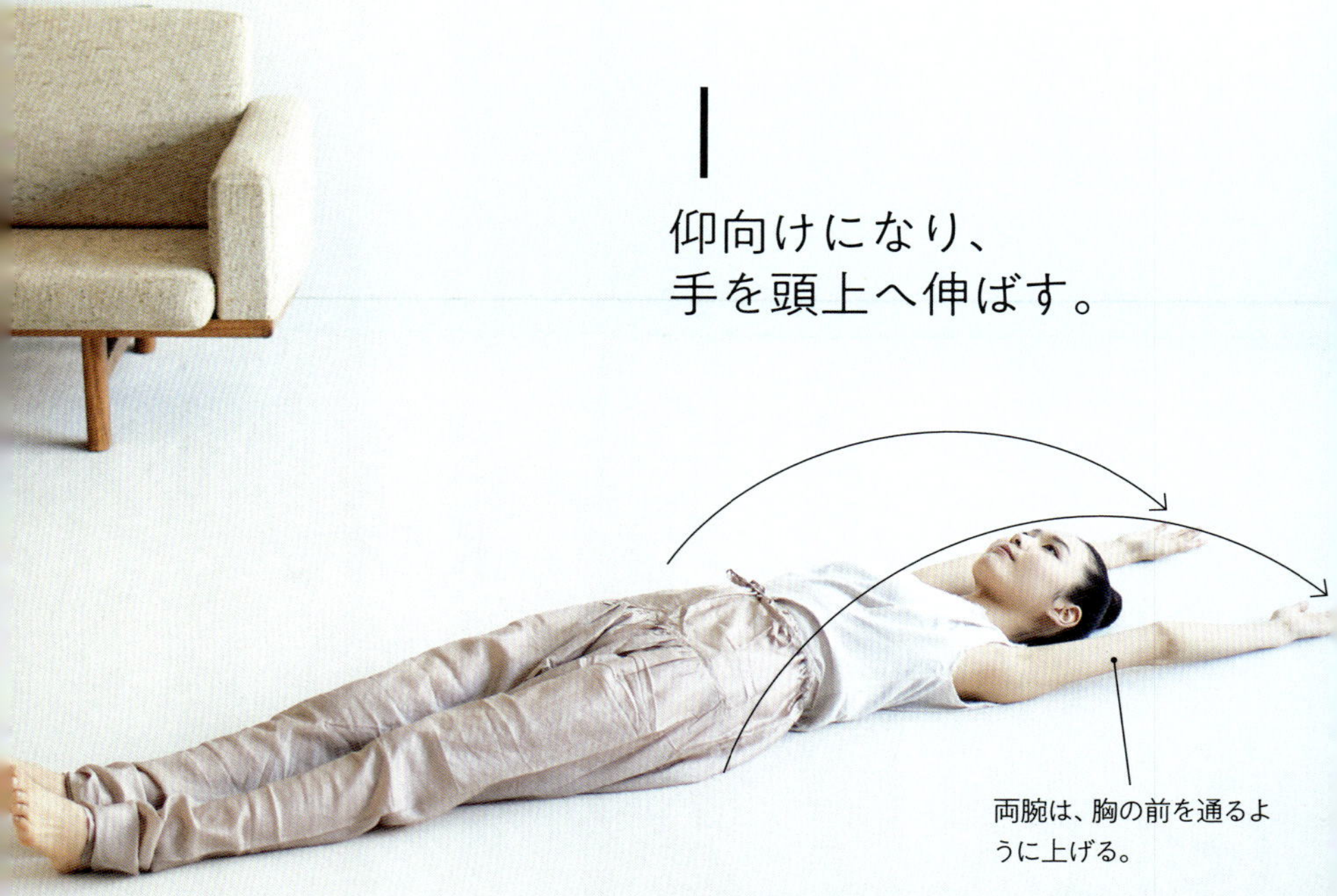

両腕は、胸の前を通るように上げる。

2
床を滑らせるように両ひじをゆっくり下げる。

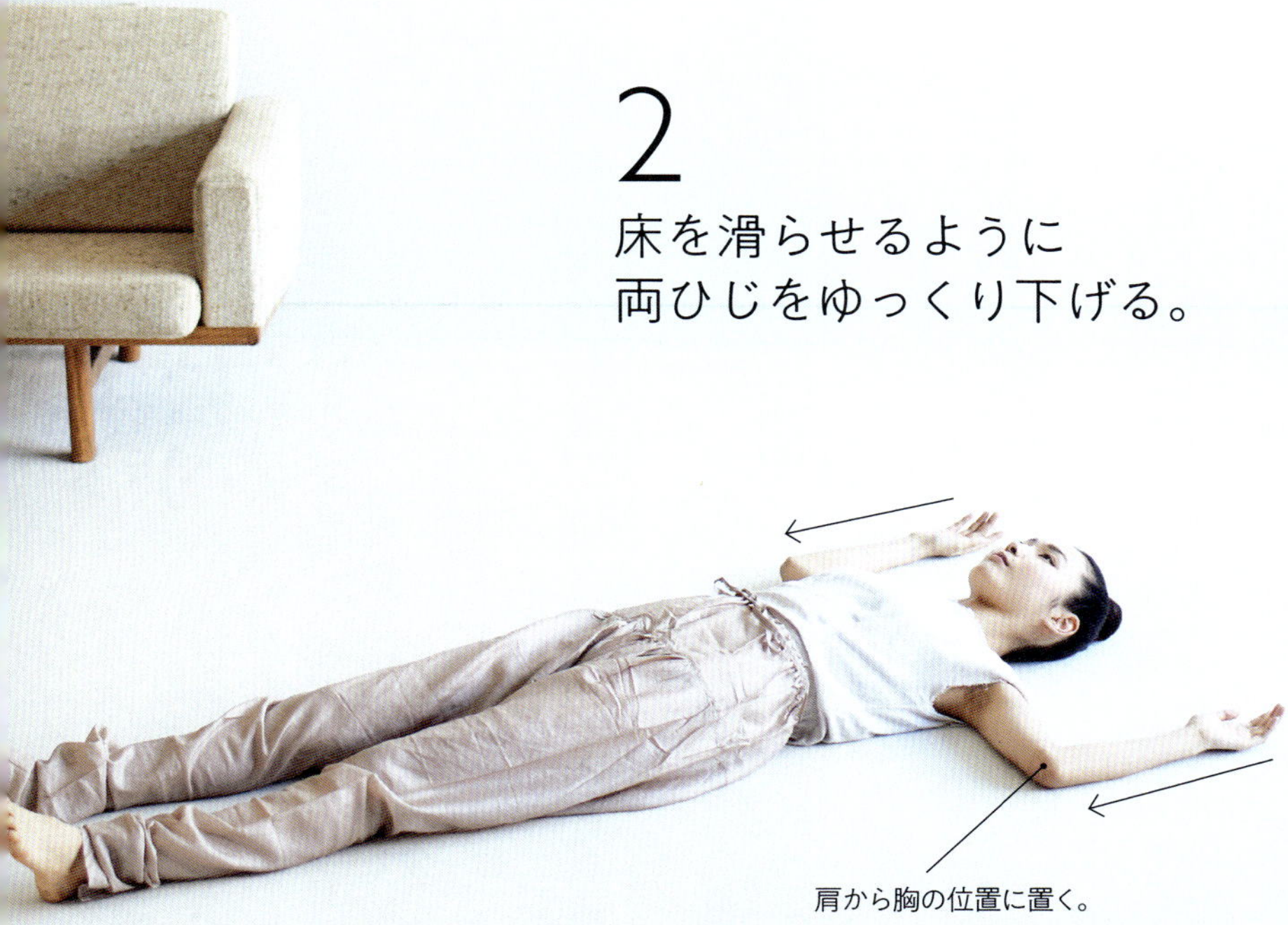

次ページへ

3

両脚を開く。
内転筋(内ももの筋肉)を
使って、両脚を
ふたたび閉じていく。

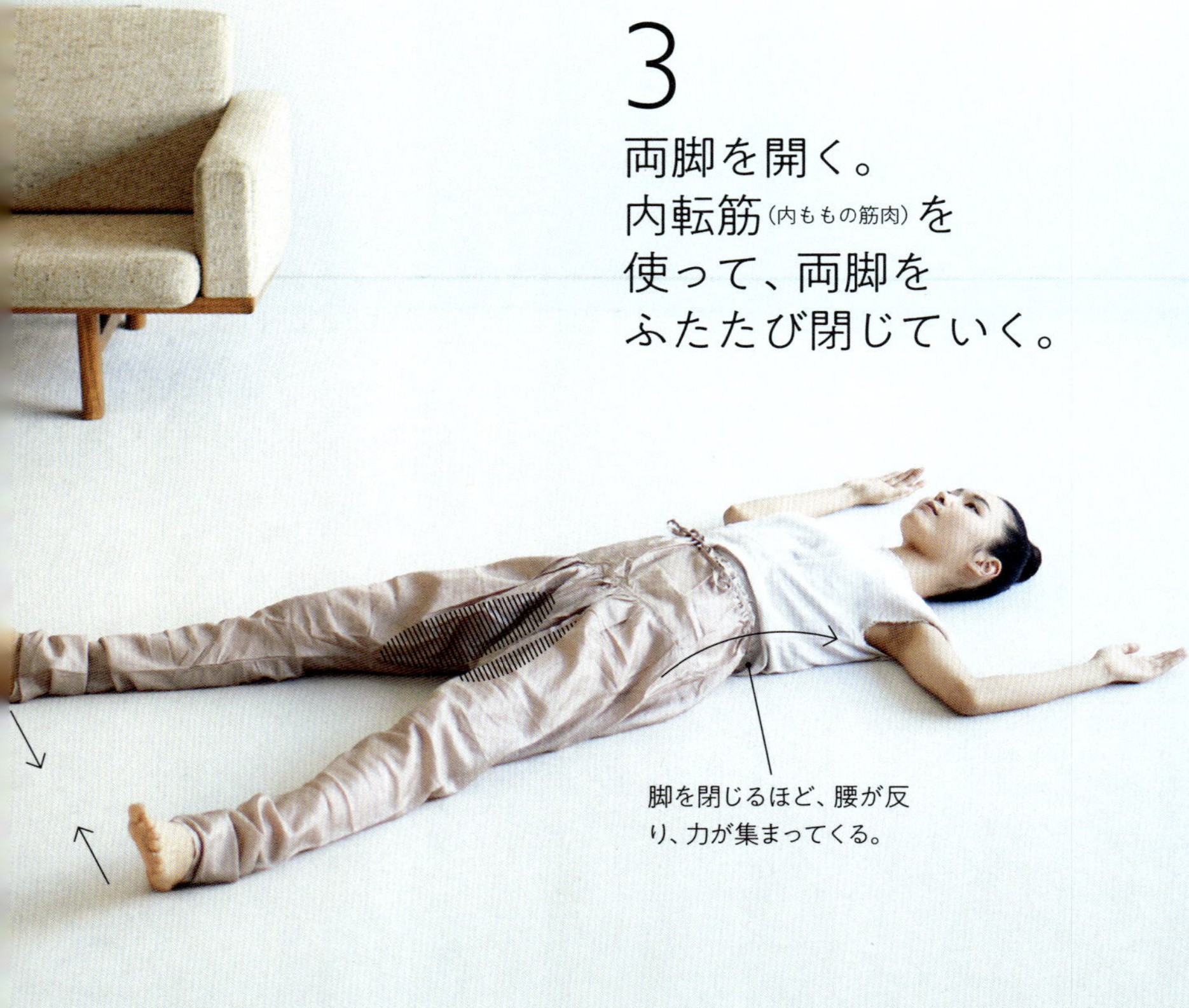

4

両脚をこぶし1つぶんまで閉じたら、かかとを下へ押し出すように交互に伸ばして、3呼吸キープ。

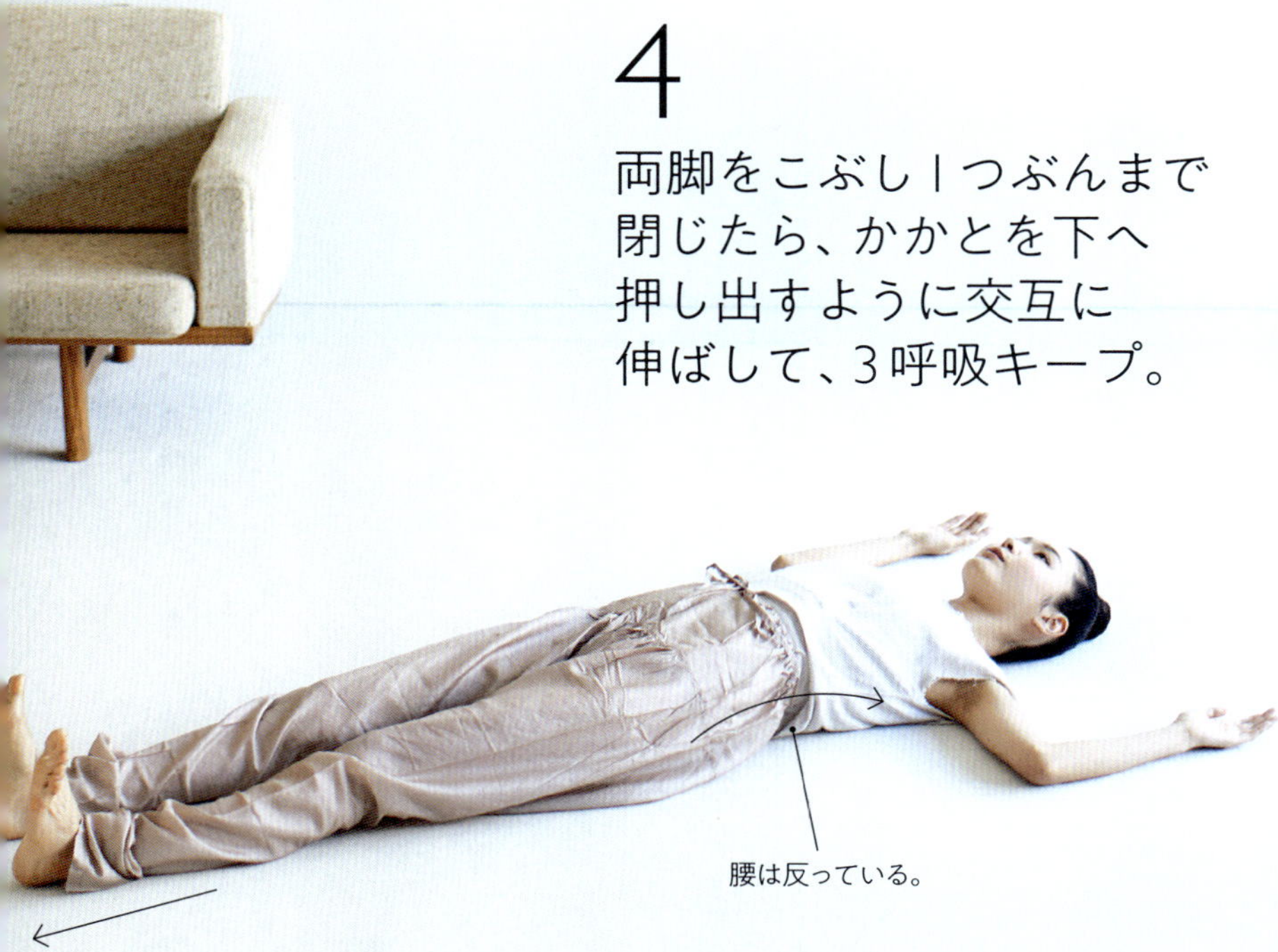

4．柔和な「消化器」タイプ

性格

「消化器」タイプは、柔和で争いを好まず、人との会話を楽しむタイプです。誰とでも合わせることができる一方、八方美人と思われることもあります。食べることも料理をすることも好きです。きちんとしているように見えますが、整理整頓が苦手な人が多いでしょう。原色を好みます。

からだの特徴

下痢や胃痛などを起こしやすいタイプです。ストレスからくる食べ過ぎで食間がなかったり、腰を痛めたり、骨盤が広がる傾向があります。

また、このタイプの女性は色白の美人が多いでしょう。からだの線は丸みがあります。

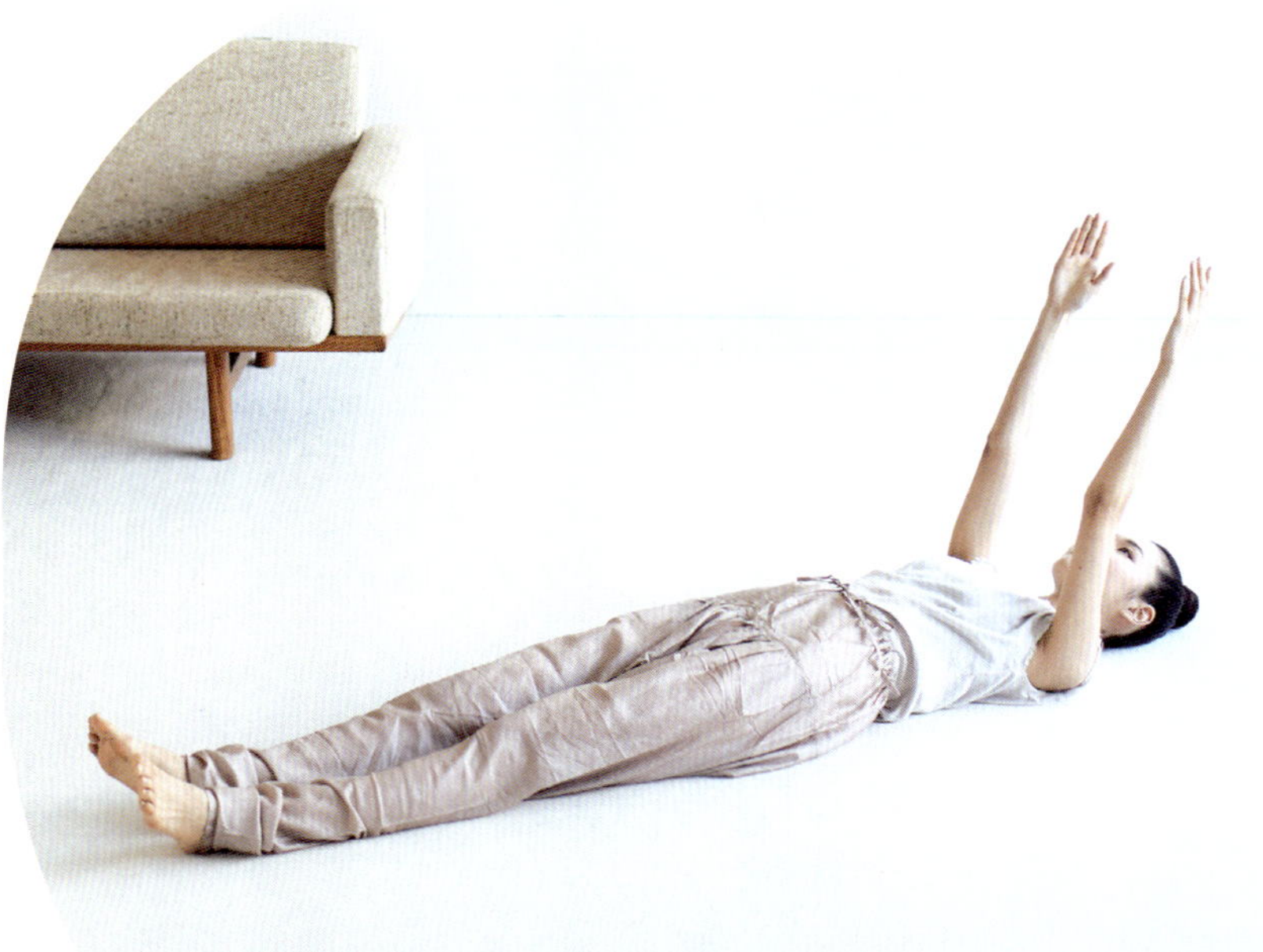

「消化器」タイプのエクササイズ

消化力リセット (→78ページ～)

1日2回　2分以内

「消化器」タイプに効く

消化力リセット

からだの偏りやねじれを調整します。
背骨の緊張もゆるめます。

- 下痢になりやすい
- 肩こり
- 胃痛
- 腰痛になりやすい

1日2回　2分以内

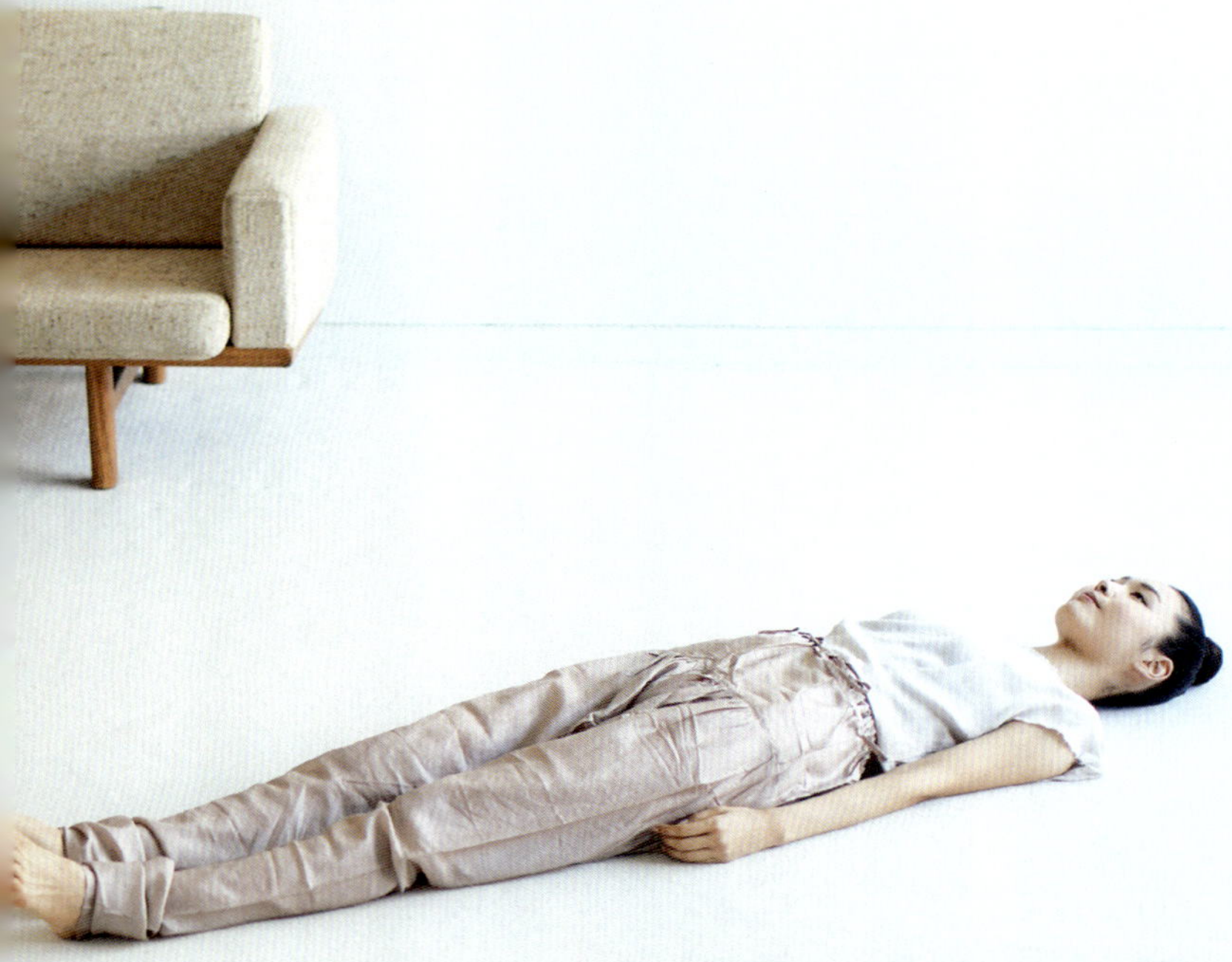

1

仰向けになり、
両脚は腰幅に開き、
両手はからだの横に置く。

2

ひじを伸ばしたまま、
両腕をゆっくり
頭上へ上げる。

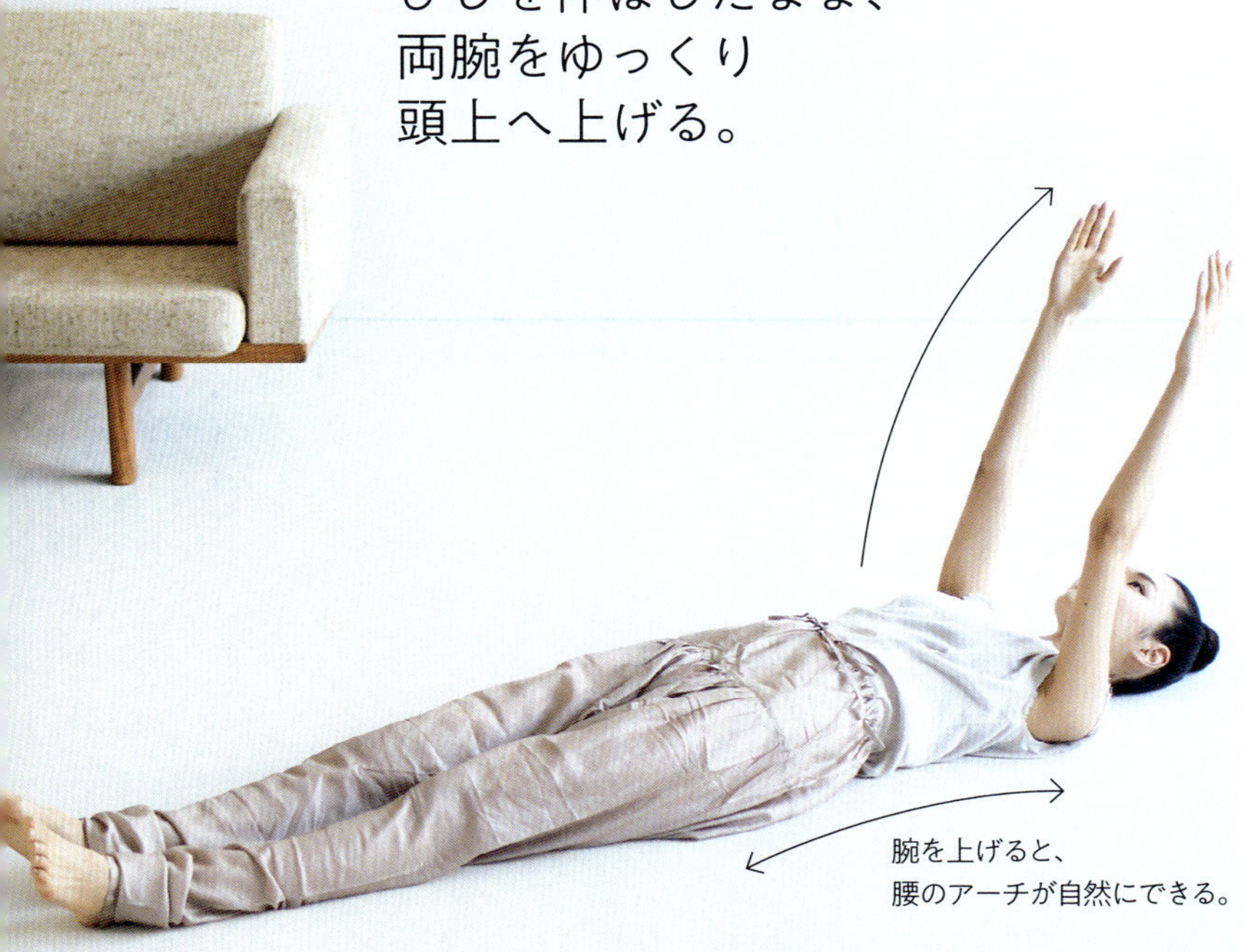

腕を上げると、
腰のアーチが自然にできる。

次ページへ

3

左手左足を
引っ張り合うように伸ばし、
３呼吸キープして力を
ゆるめる。右手右足を
同様に行う。

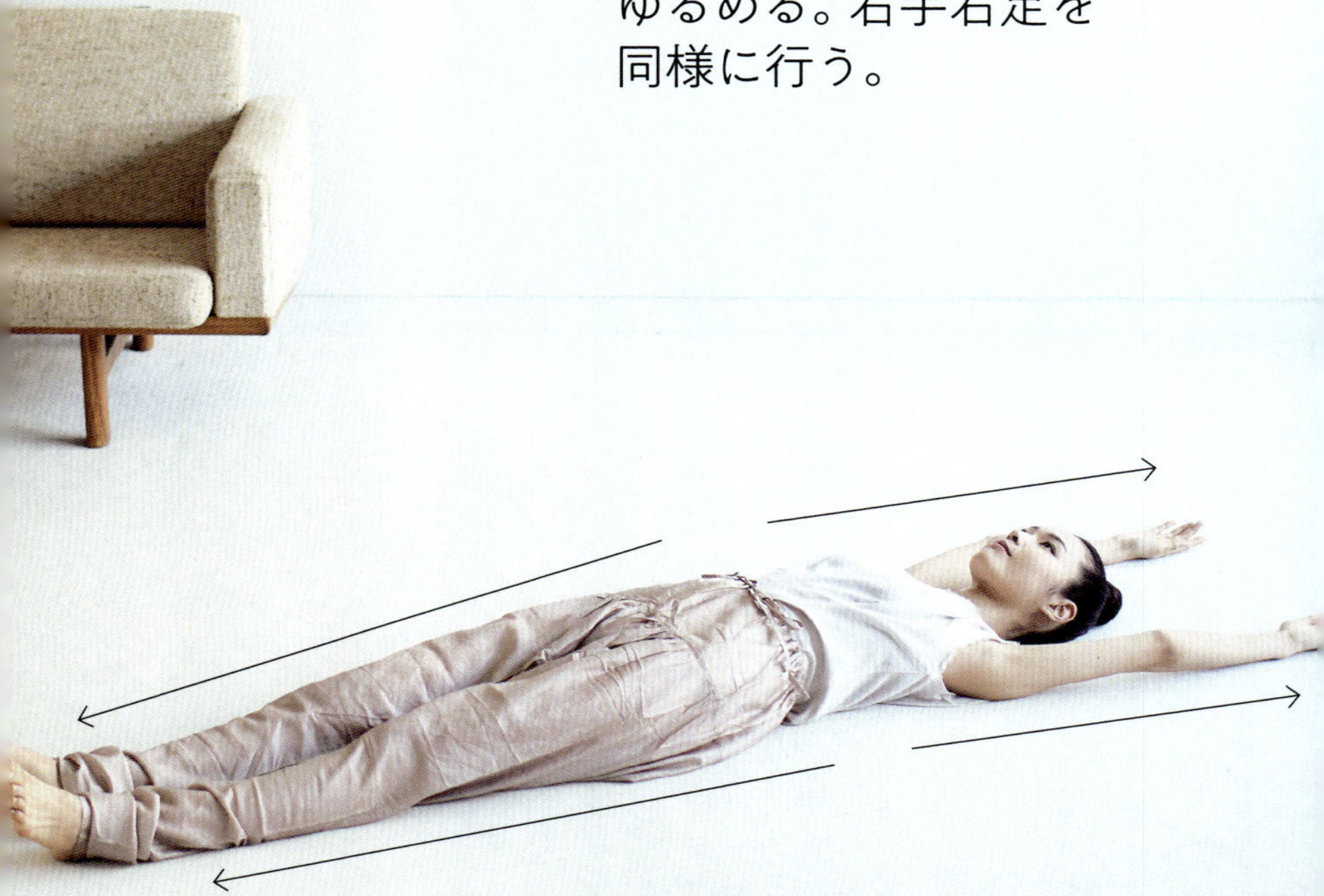

4

左手を指先のほうへ、右足は
引っ張り合うようにゆっくり伸ばし、
3呼吸キープして力をゆるめる。
右手左足を同様に行う。

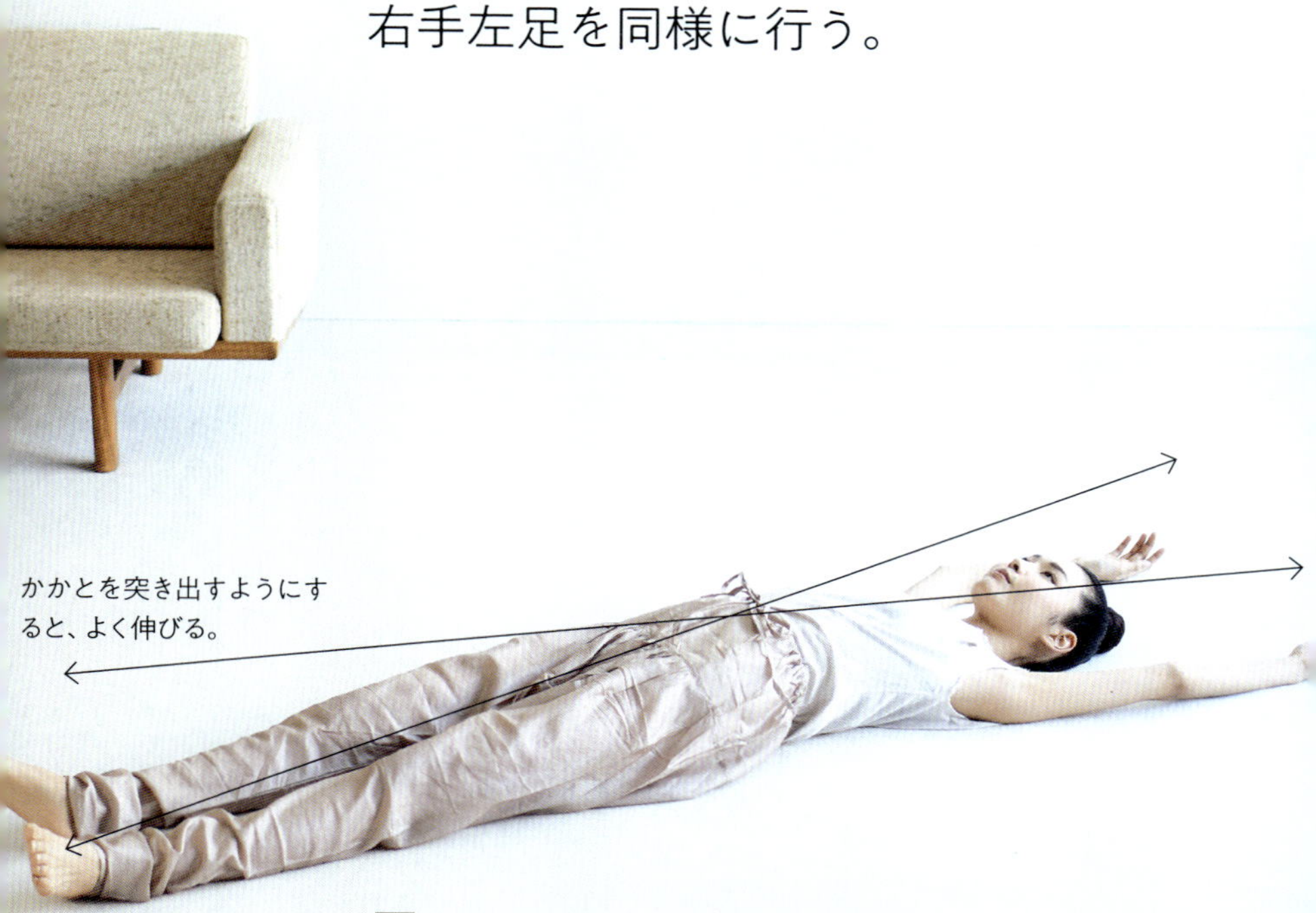

5

3、4で伸ばしたところで
伸びにくかった方向を
数回伸ばす。

5．分析派の「脳」タイプ

性格

「脳」タイプは、大義名分を大事にして現実を分析できる力がありますが、空想好きなところもあります。

頭で物事をはっきりさせてからでないと行動に移せず、頭の中で考えただけで行動した気になってしまうこともあります。いわゆる石橋をたたいて渡らないタイプです。人の考えや行動からヒントを得て、新しいものを器用につくることができるでしょう。

赤や白を好みます。

からだの特徴

足の親指に力が入りやすく、体調が悪いときは首から上に症状が出やすいでしょう。

骨盤が落ちやすい傾向があります。呼吸器と心臓に負担がかかりやすい傾向があり、負担が出ると首がこわばりやすいでしょう。

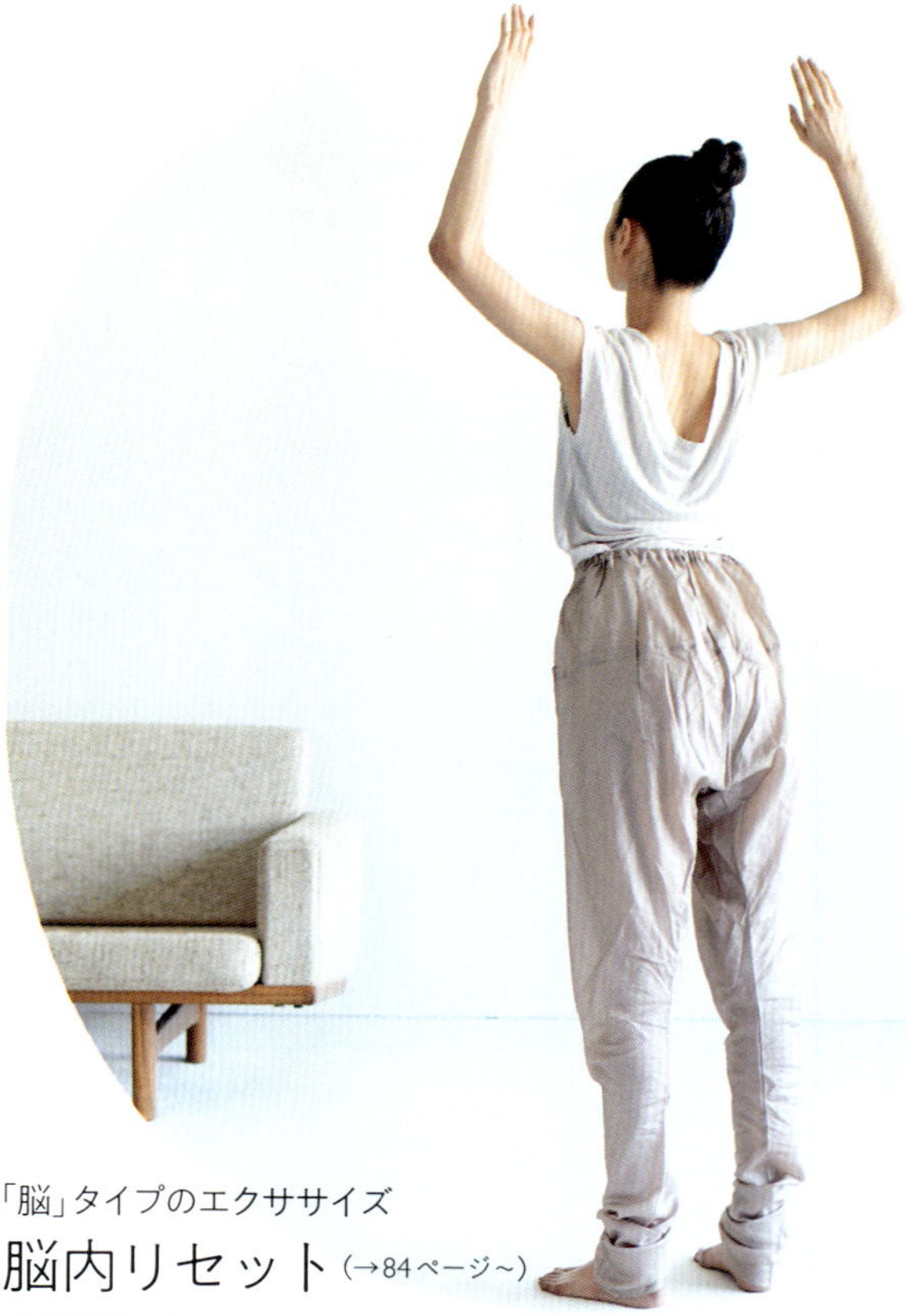

「脳」タイプのエクササイズ

脳内リセット (→84ページ～)

1日2回　2分以内

「脳」タイプに効く

脳内リセット

腕を使って首をゆるめ、
脳のつかえた感じをとります。

- 眠れない
- イライラしやすい
- 頭痛
- 首がこわばる

1日2回　2分以内

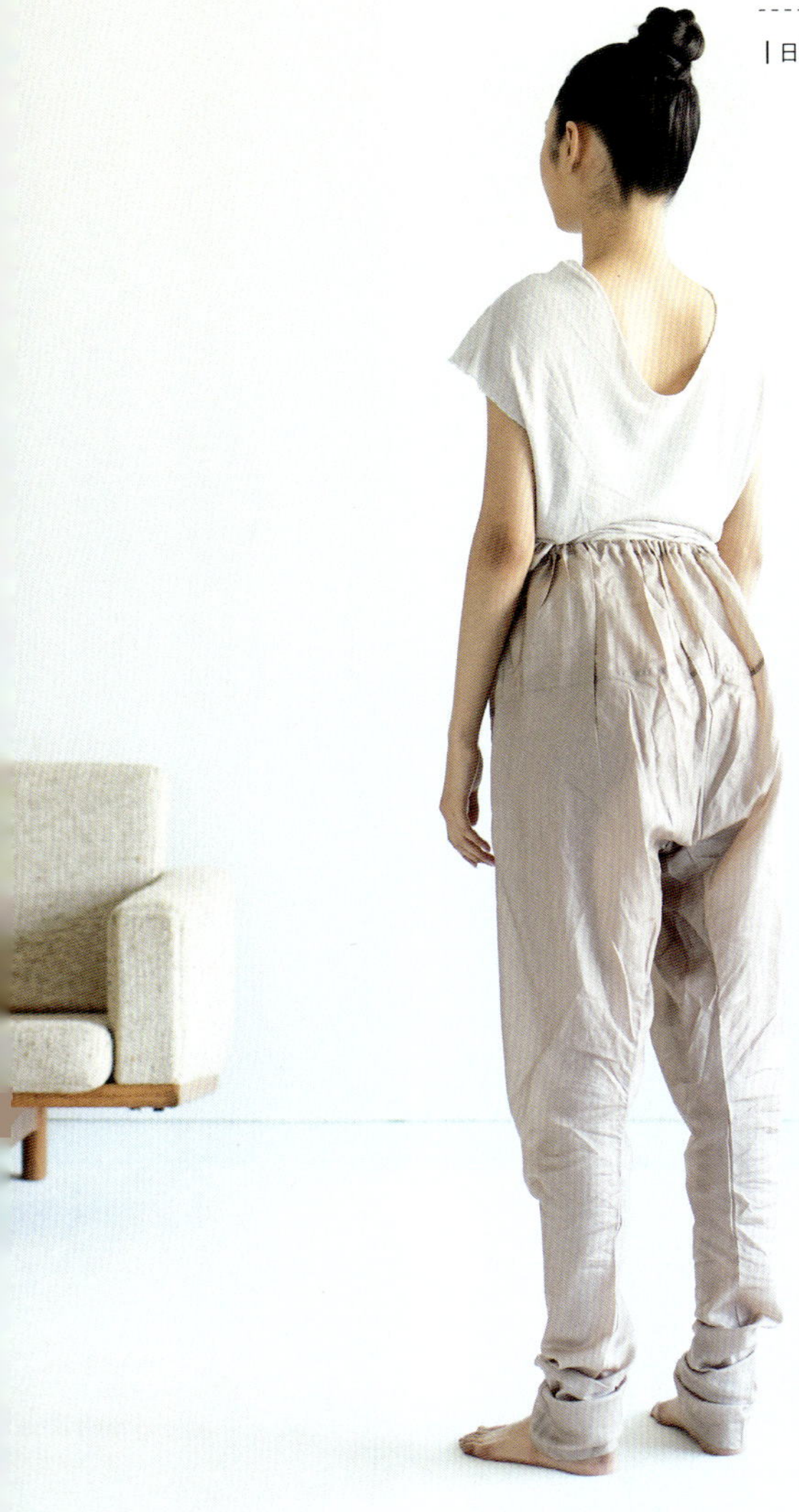

1

両足を肩幅に開いて立つ。

2

両腕を伸ばし、
クロスさせながら腕を
上げていく。

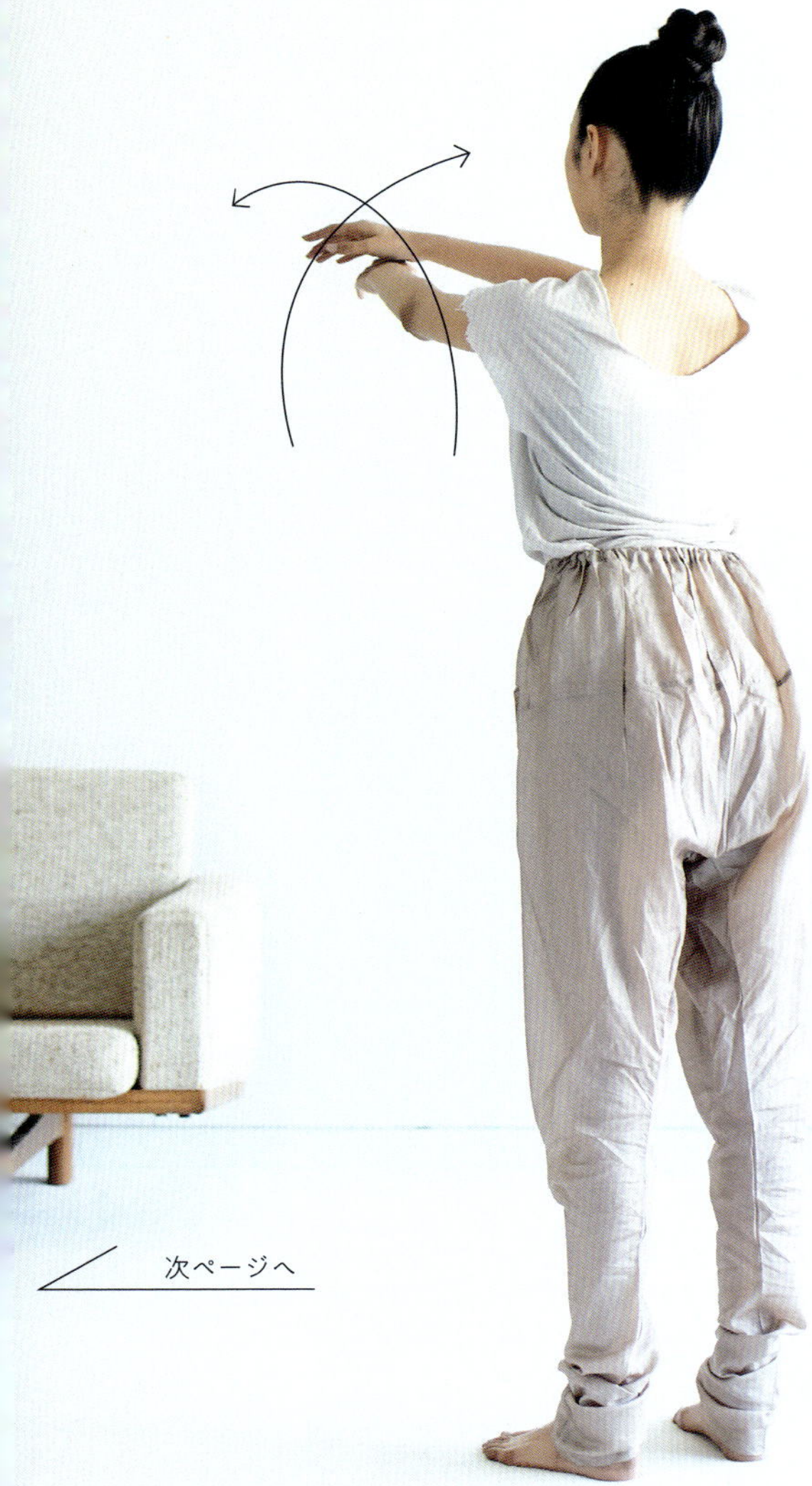

次ページへ

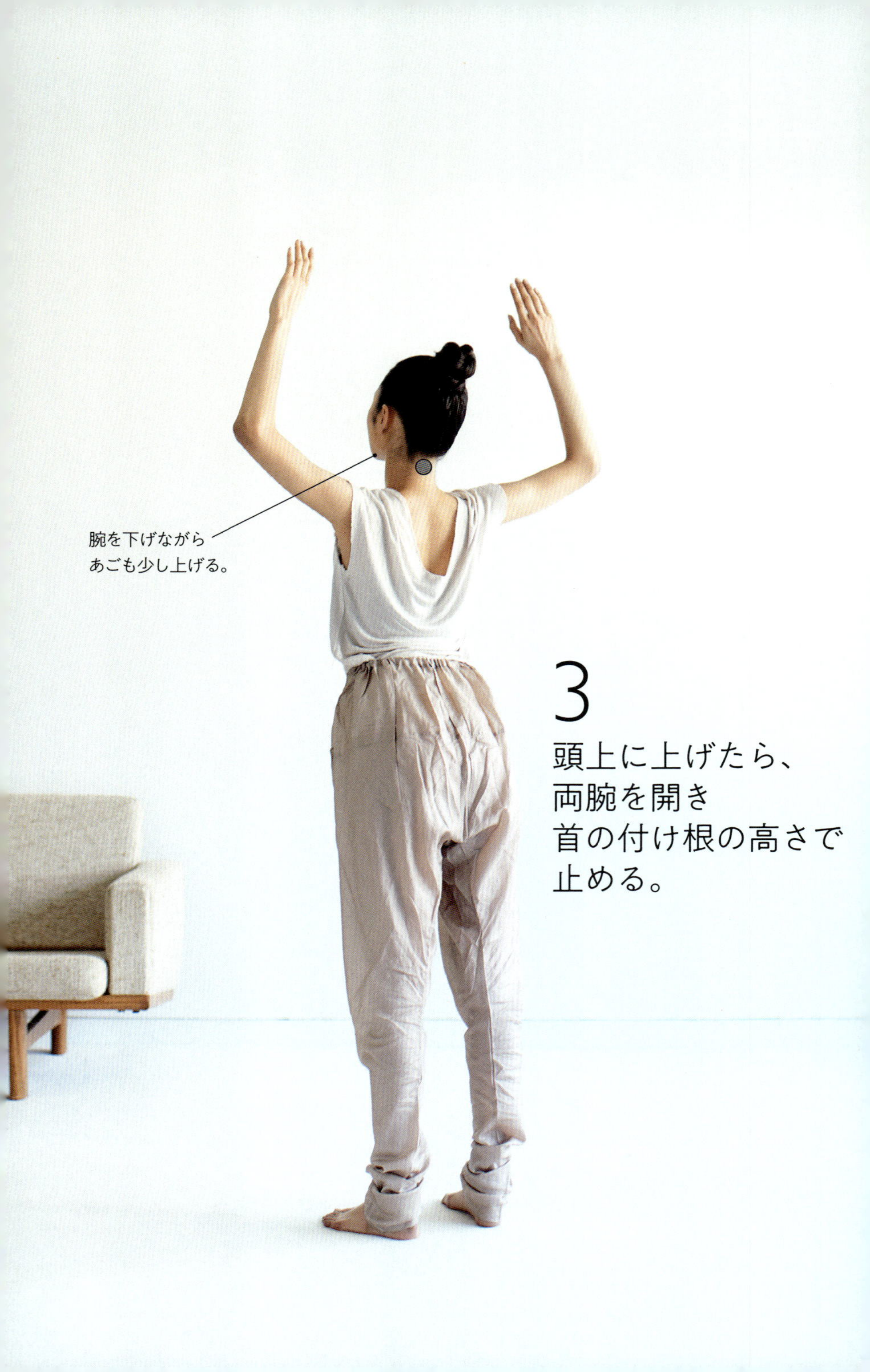

3

頭上に上げたら、
両腕を開き
首の付け根の高さで
止める。

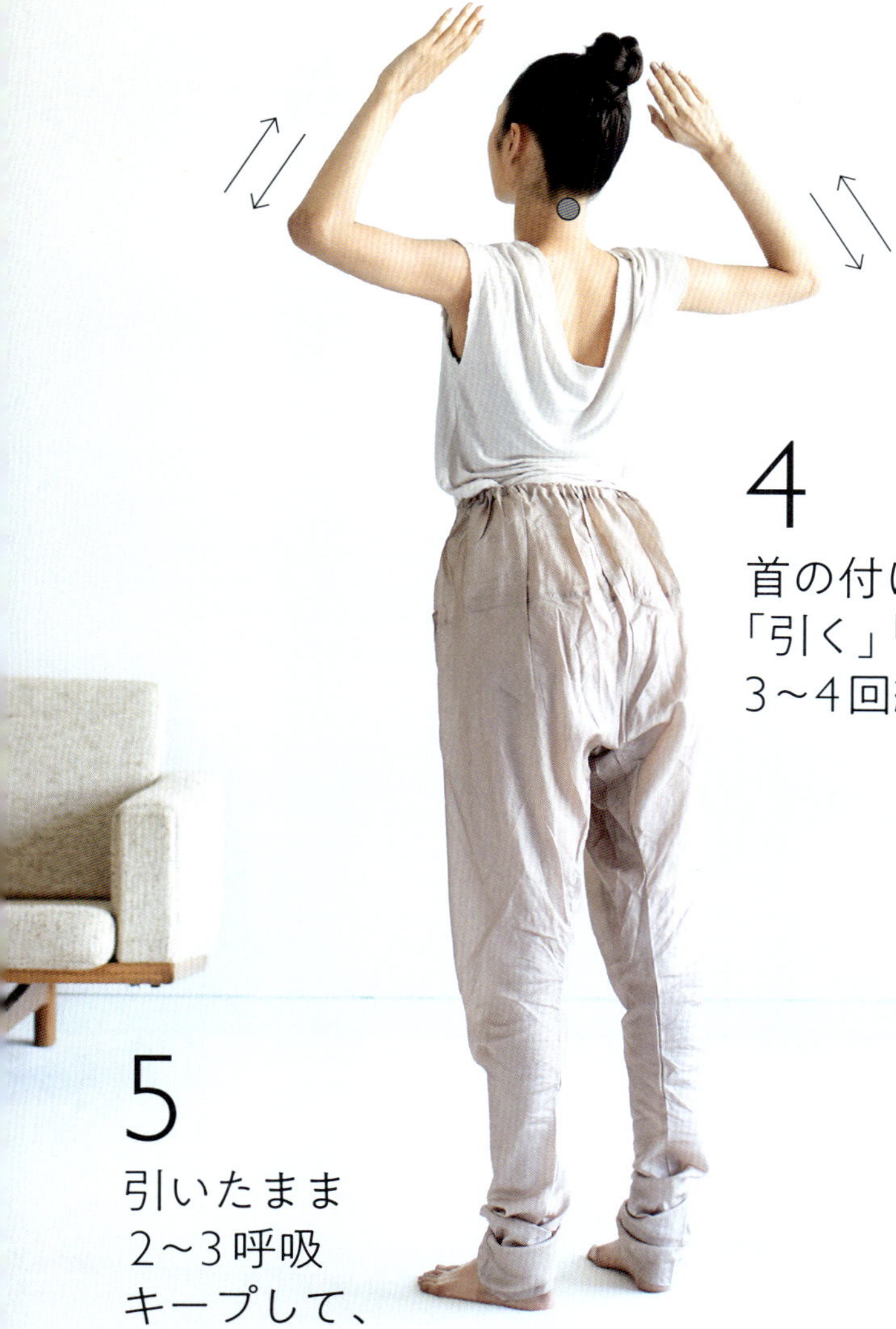

4

首の付け根をひじで
「引く」「ゆるめる」を
3～4回繰り返す。

5

引いたまま
2～3呼吸
キープして、
ゆっくりゆるめる。

6．まじめな「過敏」タイプ

性格

「過敏」タイプは、まじめで素直、忠実に仕事をこなします。ただ、予想していたことと違うことが起きたり、人前で話をするときなど、緊張して戸惑ってしまうことも多いでしょう。

物事を考えると、動きが止まってしまいます。やさしい人が多く、繊細で小さいことにも気がつきますが、抜けているところもあります。ストレスを抜くことが下手です。

からだの特徴

慢性的に疲れがたまる傾向があります。ハードワークや、過度なストレスをかかえている人が多いようです。

熱中症になりやすく、めまい、吐き気を起こすことがあります。

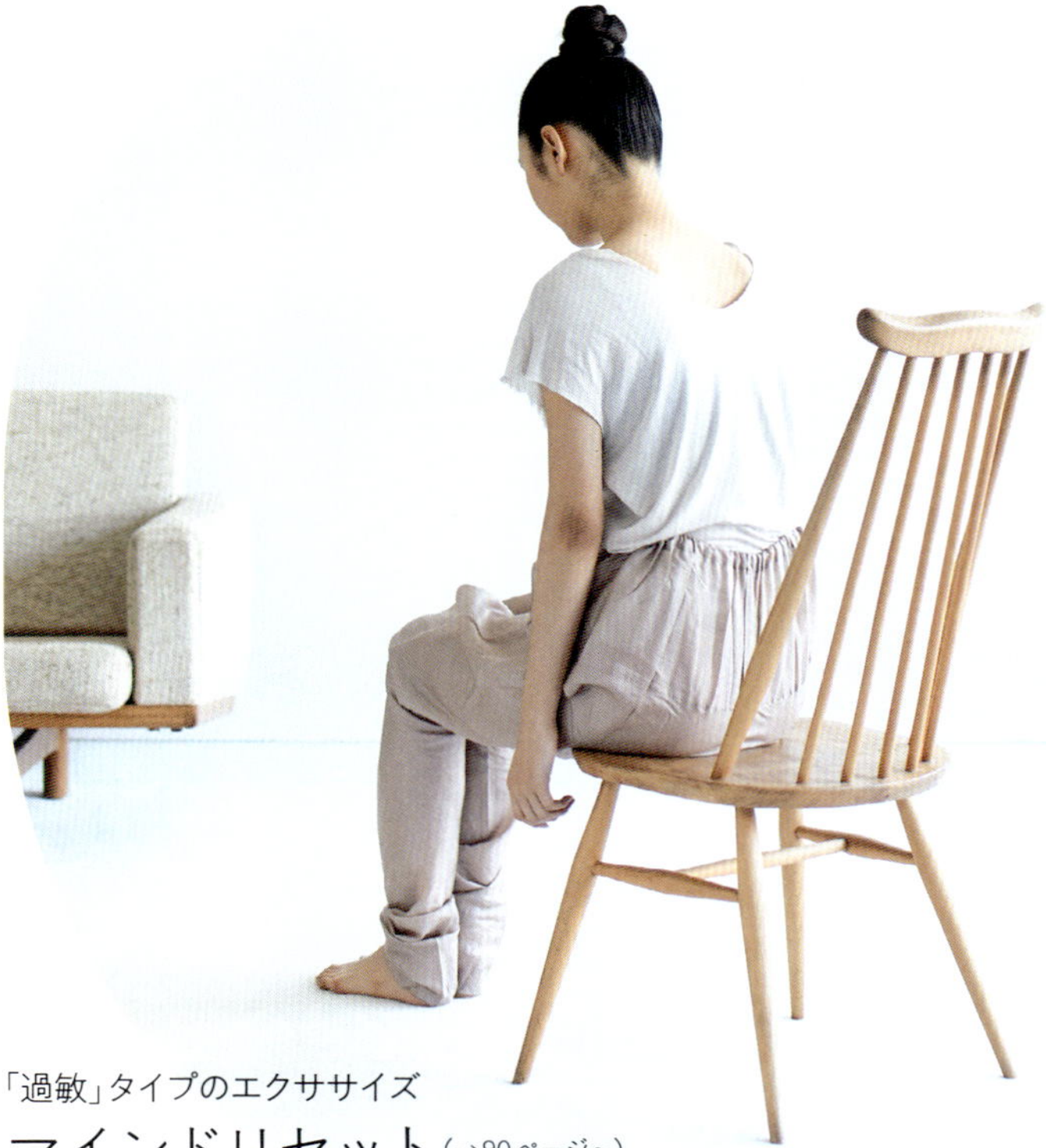

「過敏」タイプのエクササイズ

マインドリセット（→90ページ〜）

1日2回　2分以内

「過敏」タイプに効く

マインドリセット

背中の中央の胸椎8番に酸素を送り込み、
心肺機能を調整して安定へと導く呼吸法です。

- 熱中症になりやすい
- 動悸がする
- 呼吸が浅い
- ストレスをためやすい

1日2回　2分以内

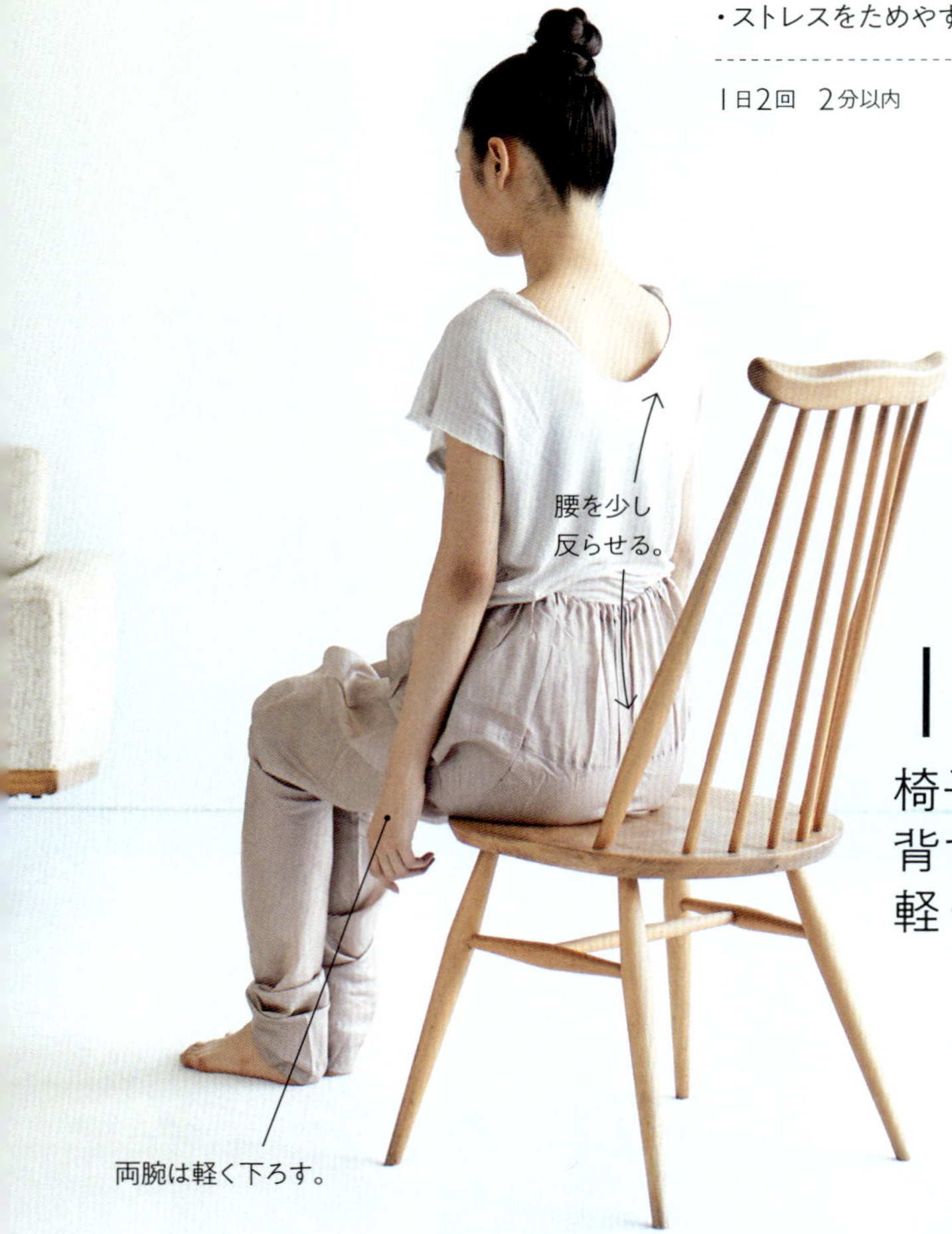

1

椅子に浅く座って
背すじを伸ばし、
軽く目を閉じる。

2

からだを少し前傾させて、
肩甲骨の下を結んだ
ラインにある胸椎8番に
意識を集中する。

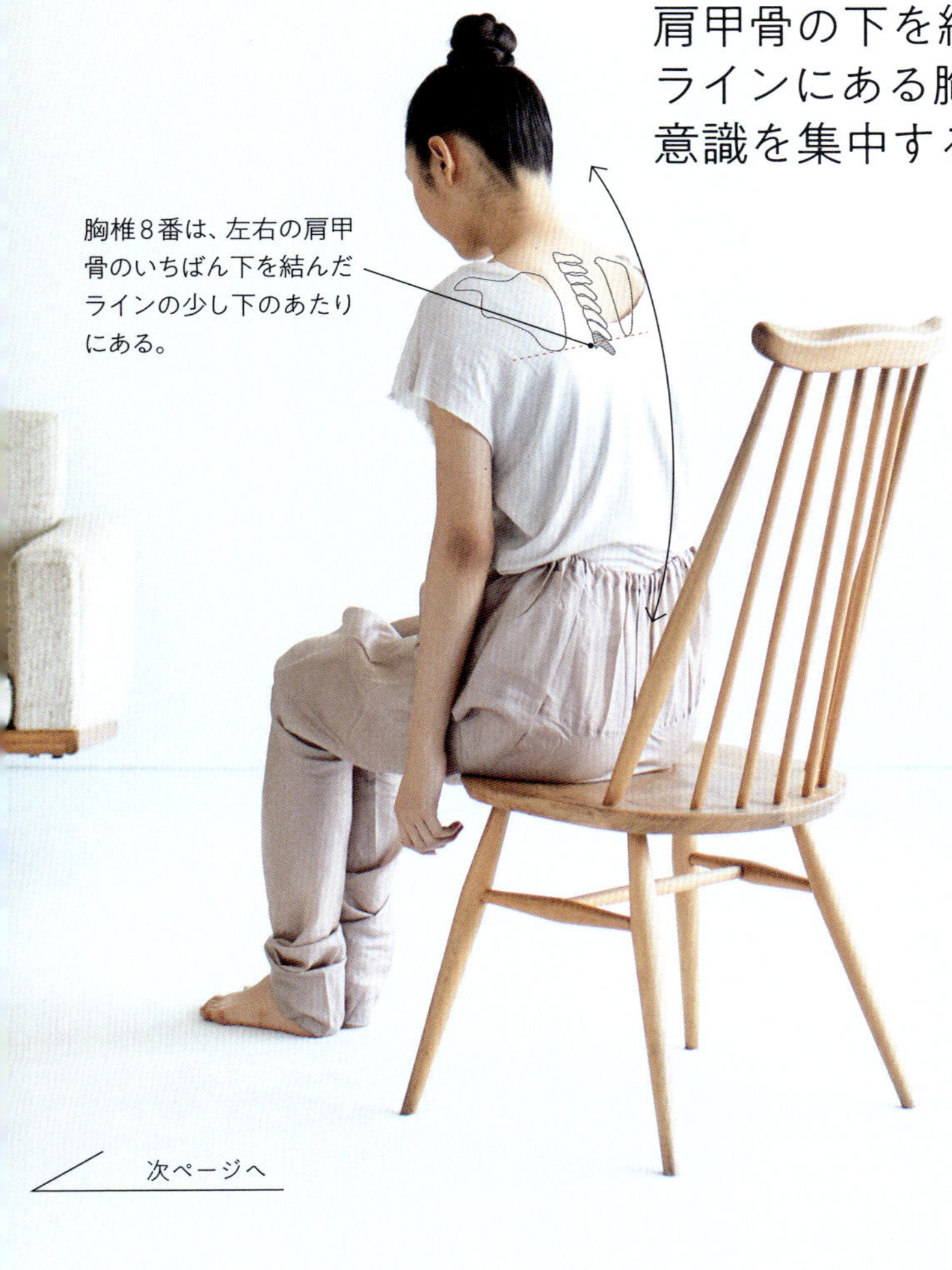
胸椎8番は、左右の肩甲骨のいちばん下を結んだラインの少し下のあたりにある。

次ページへ

3

息を吸いながら肩を持ち上げ、上体を起こす。

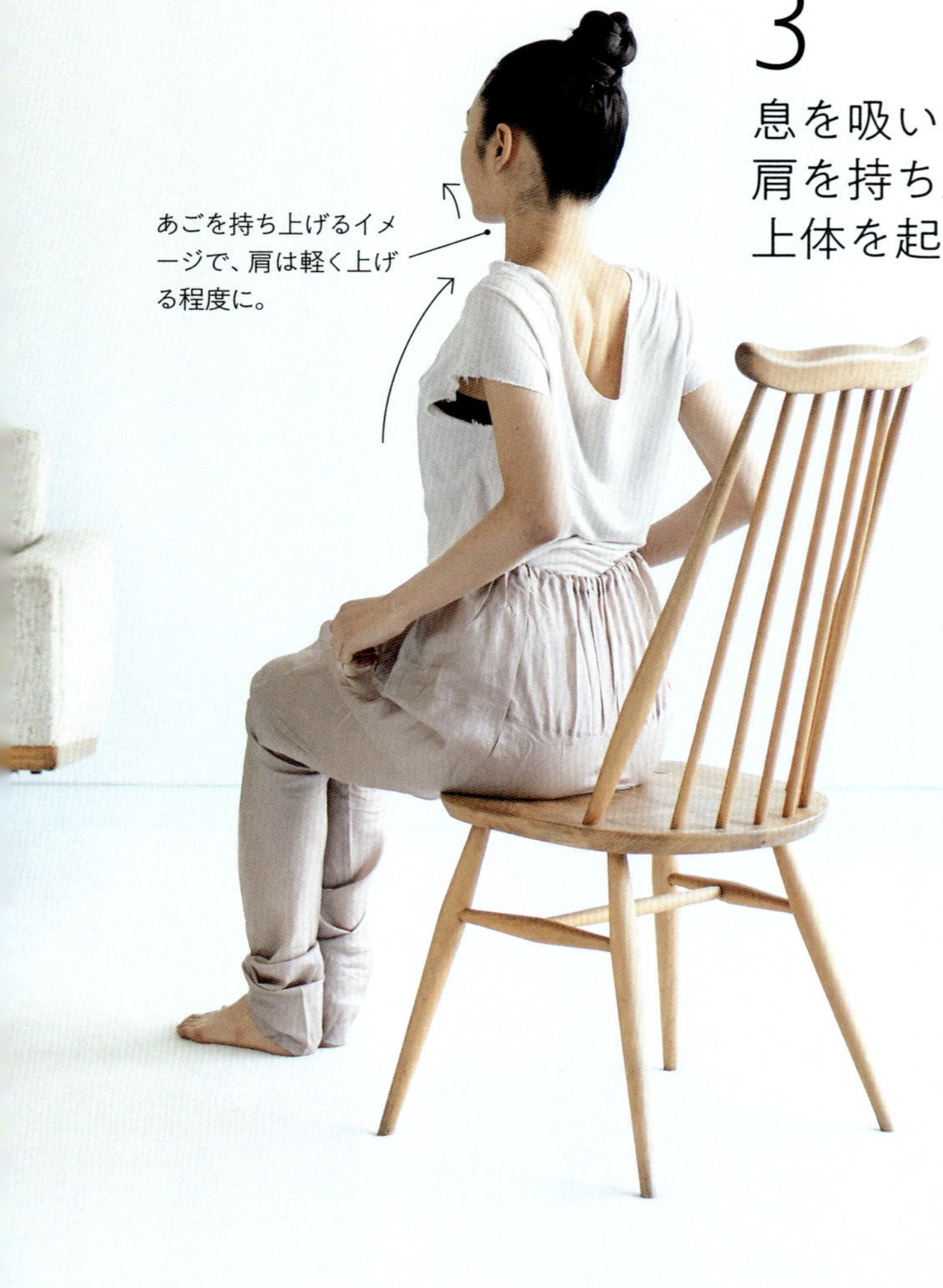

あごを持ち上げるイメージで、肩は軽く上げる程度に。

4

2～3秒、息を止める。
息を吐きながら
肩を胸椎8番に
のせるような
イメージで
ゆっくり下ろす。

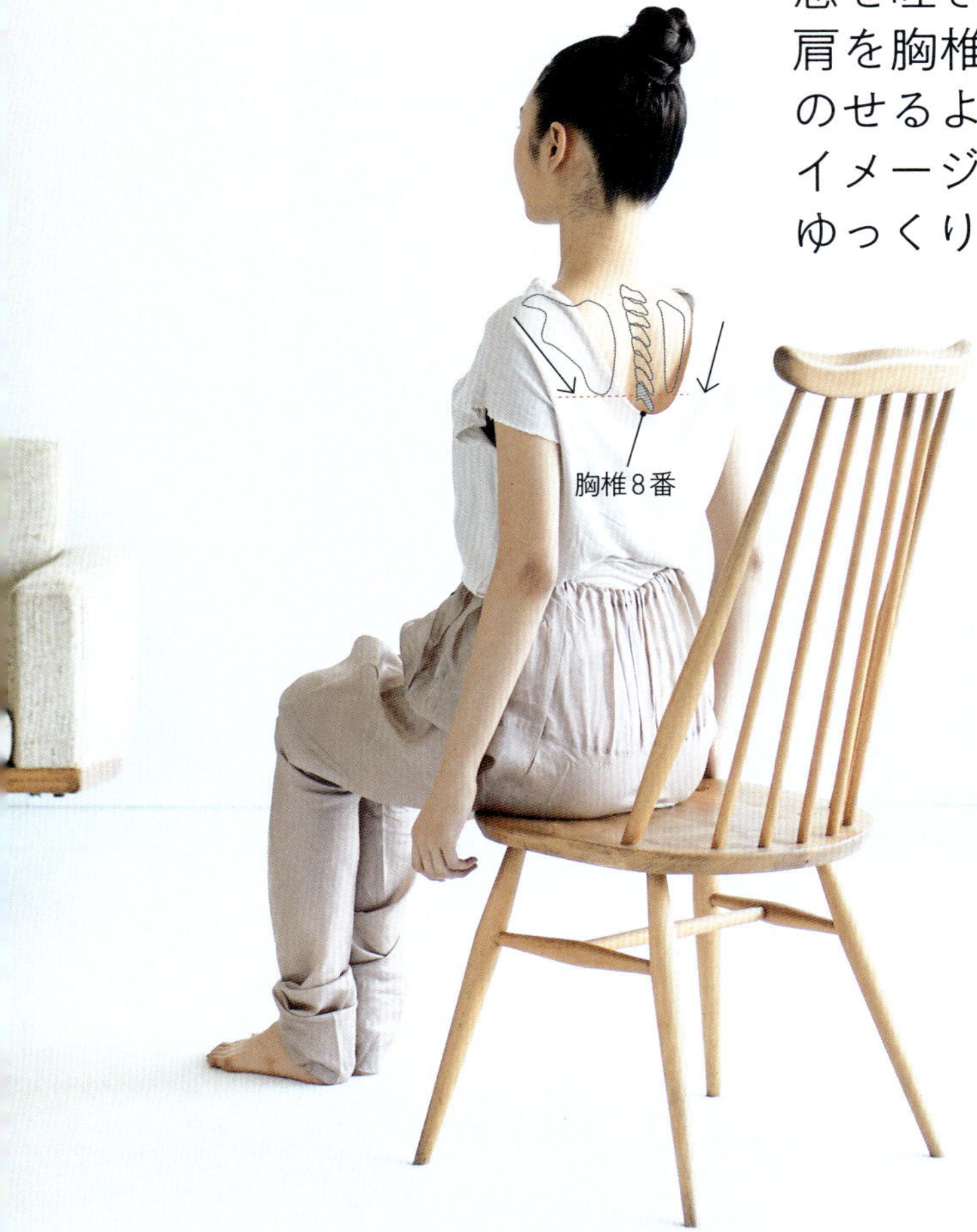

1 呼吸器の負担が大きくなっているとき

こんなとき

- □ 疲れやすいが休むと元気になる
- □ からだ全体が下がってきた
- □ くびれがない
- □ ねこ背がひどい
- □ 落ち込みやすい
- □ 肌荒れ
- □ シミ、シワが増えた
- □ 食べているのに太れない
- □ 下半身の肌が荒れている
- □ ひざ、ひじ、首回りが黒ずむ

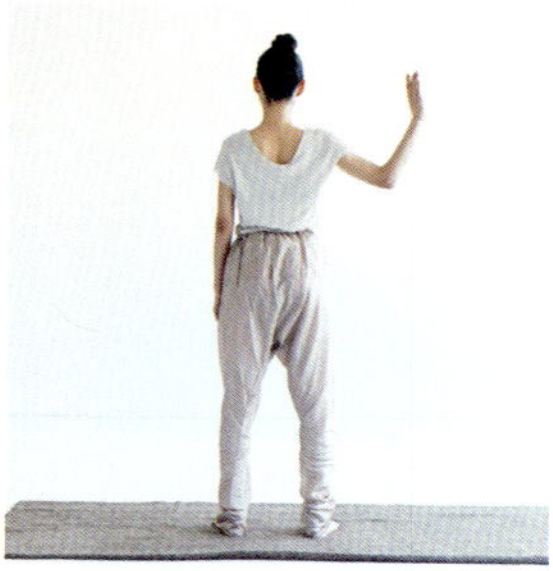

肩甲骨リセット→96ページ～

2 腎臓の負担が大きくなっているとき

こんなとき

- □ むくみやすい
- □ 疲れやすい
- □ 肌がよどむ
- □ 頻尿
- □ 目の下が黒ずむ
- □ 下半身が燃えるように熱い
- □ のどに違和感がある

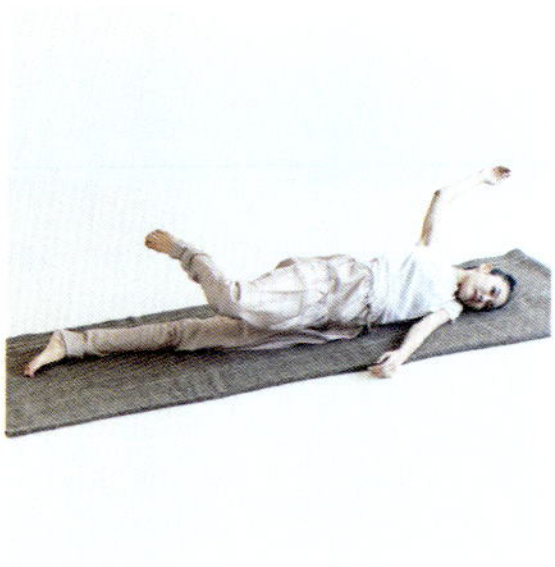

エイジングリセット→100ページ～

不調別エクササイズで、からだをリセット

からだのタイプ別に、もともと負担がかかりやすい部位に働きかけるエクササイズのほか、ライフスタイルや職業によっても、各部位に負担がかかりやすくなります。次のような症状があるとき、タイプ別のエクササイズと一緒に行うと、効果がアップします。

3 骨盤の負担が大きくなっているとき

こんなとき
- □ お尻が大きくなった
- □ 足首が太くなった
- □ 外くるぶしが黒ずんだりはれたりする
- □ 仙骨のあたりがやせた
- □ 生理不順
- □ PMS
- □ 下半身が冷える
- □ 便秘しやすい

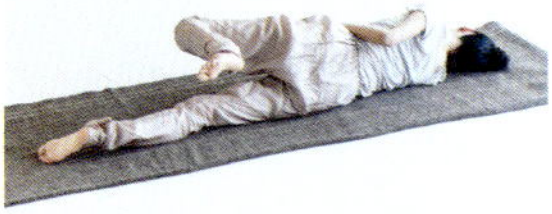

女性ホルモンリセット→104ページ～

4 消化器の負担が大きくなっているとき

こんなとき
- □ 肩こり
- □ 背中が張る
- □ ぎっくり腰
- □ ひざ痛
- □ 手足の三里（→P.121）が痛む
- □ ふくらはぎがつる
- □ 頭痛

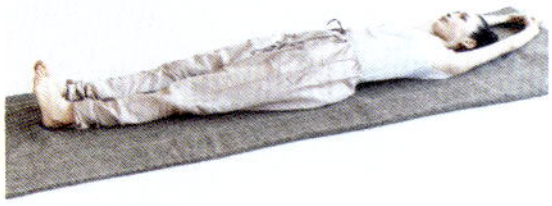

胃腸リセット→108ページ～

5 心臓の負担が大きくなっているとき

こんなとき
- □ からだ全体が下がってきた
- □ 痔になりやすい
- □ 冷えがつらい
- □ 腸、肛門、子宮脱
- □ 手足がしびれる

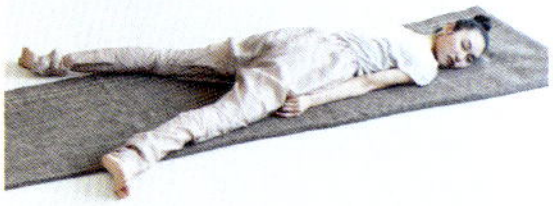

心臓リセット→112ページ～

6 肝臓の負担が大きくなっているとき

こんなとき
- □ だるさがとれない
- □ むくみやすい
- □ 慢性的に疲れている、気持ちがふさぐ
- □ お酒をよく飲む（休肝日がない）
- □ 吹き出物がよく出る
- □ 手足の末端が黄色くなる

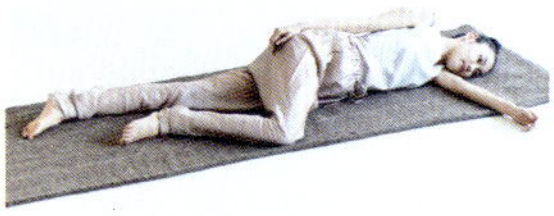

肝臓リセット→116ページ～

「呼吸器」の負担が大きくなっているとき

肩甲骨リセット

肩甲骨を内側へ寄せることで、
肋骨をゆるめて酸素をたくさん取り込みます。

[こんなことが続くとき]

・疲れやすいが、休むと元気になる
・からだ全体が下がってきた、くびれがない
・ねこ背がひどい
・肌荒れ、シミ、シワが増えた
・食べているのに、太れない
・落ち込みやすい　他

1日2回　2分以内

1

両足を肩幅に開いて立つ。
右手を顔の前を通って
頭上を通過させたら、
ひじを曲げて、肩の高さ
より少し下で止める。

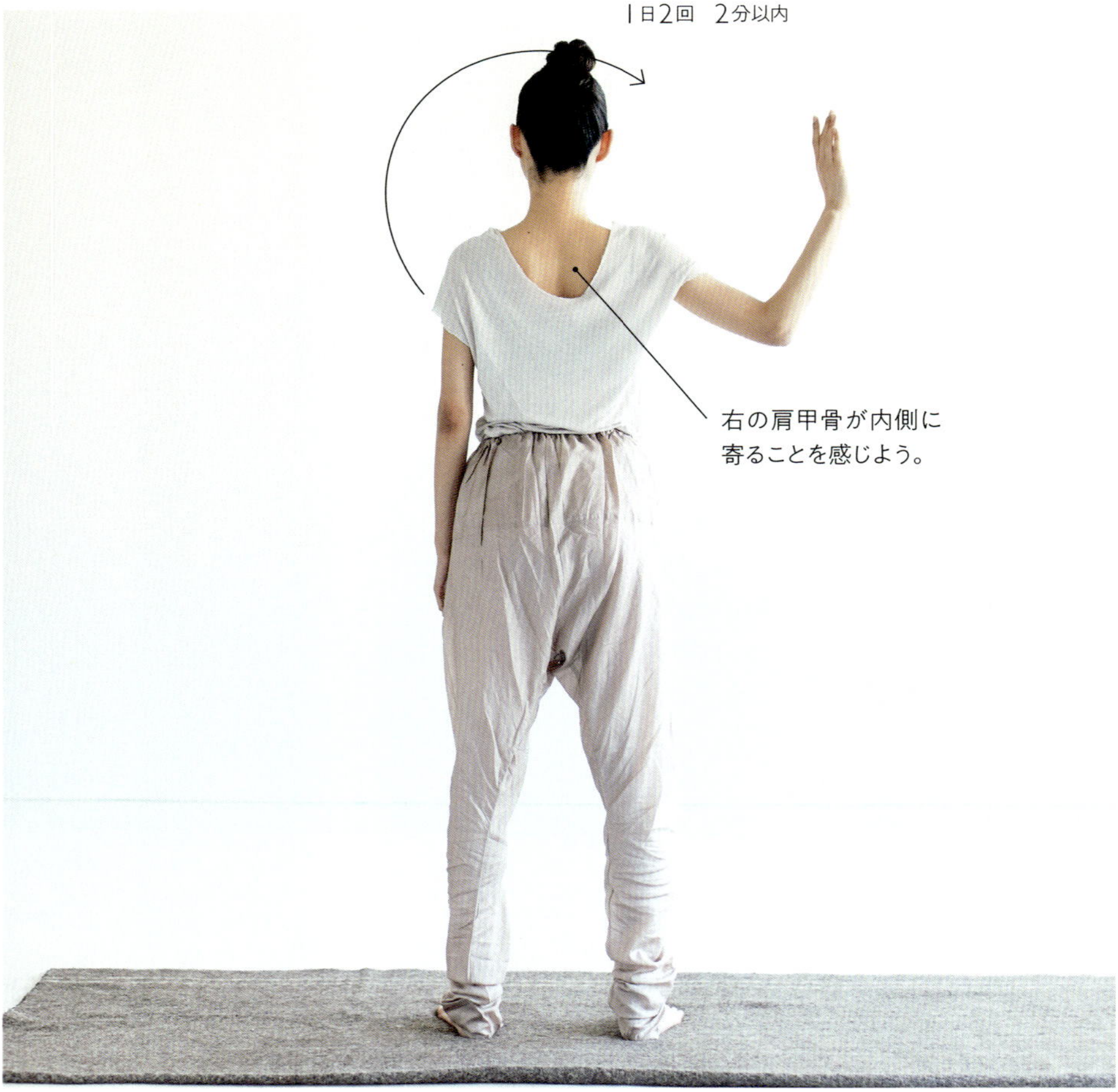

2

左手も同じように上げて
肩より少し下で止め、
左右のひじを交互に少しずつ
上下させながら腕を下ろしていく。

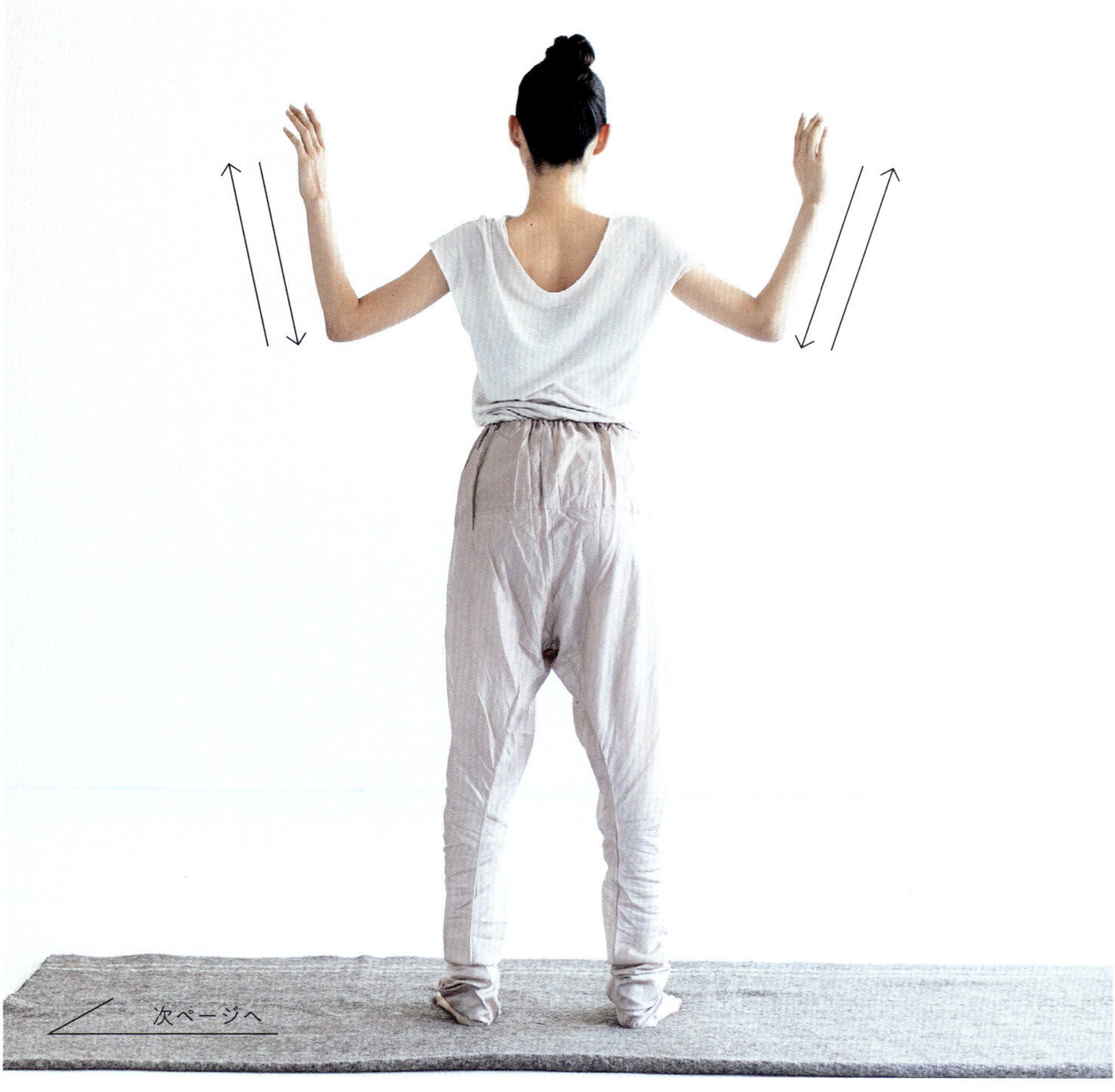

次ページへ

3
ゆっくり腕を伸ばして、
3呼吸。脱力する。

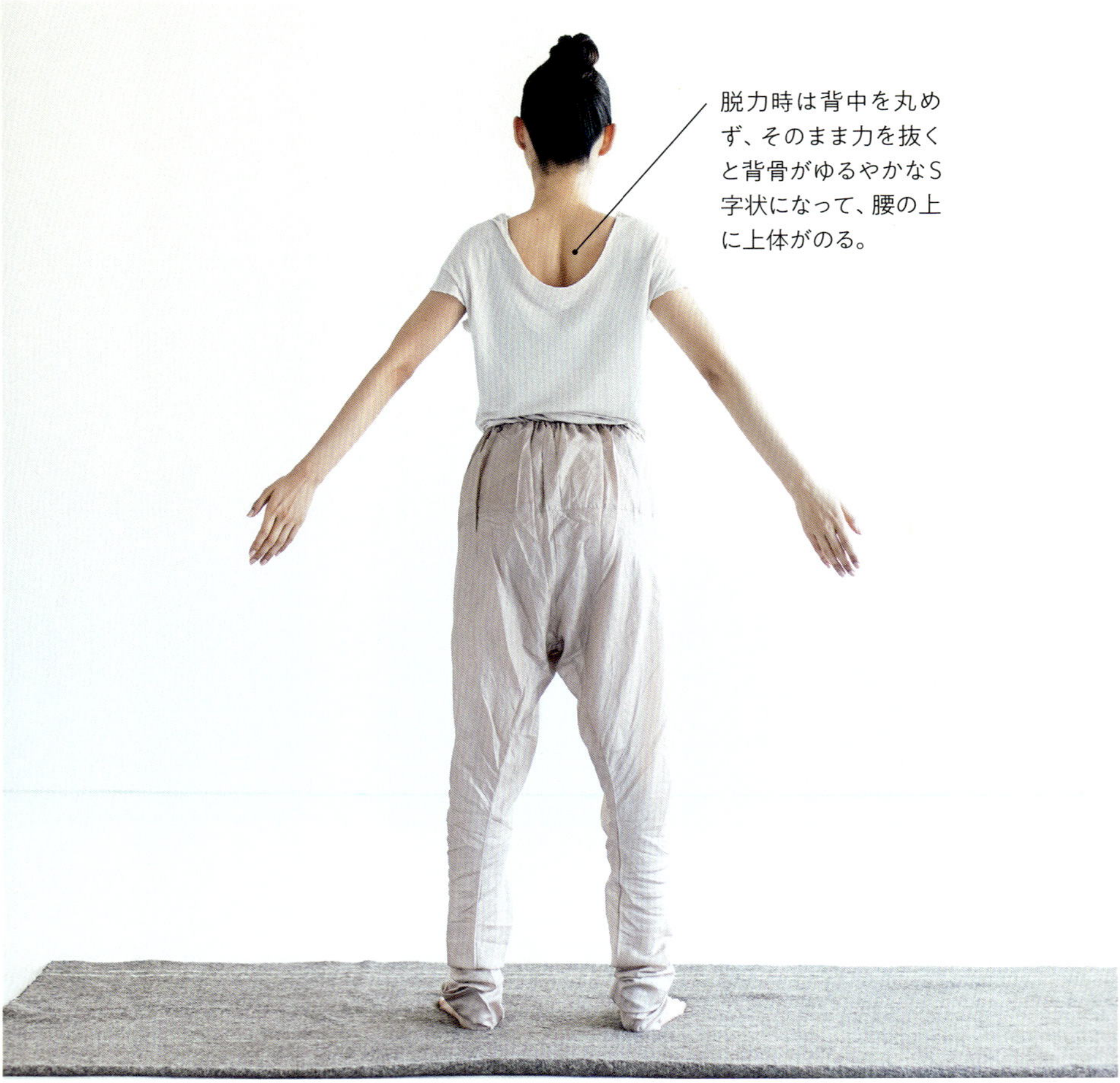

脱力時は背中を丸めず、そのまま力を抜くと背骨がゆるやかなS字状になって、腰の上に上体がのる。

ひじと腕の位置や角度がわかりにくいときのペアエクササイズ

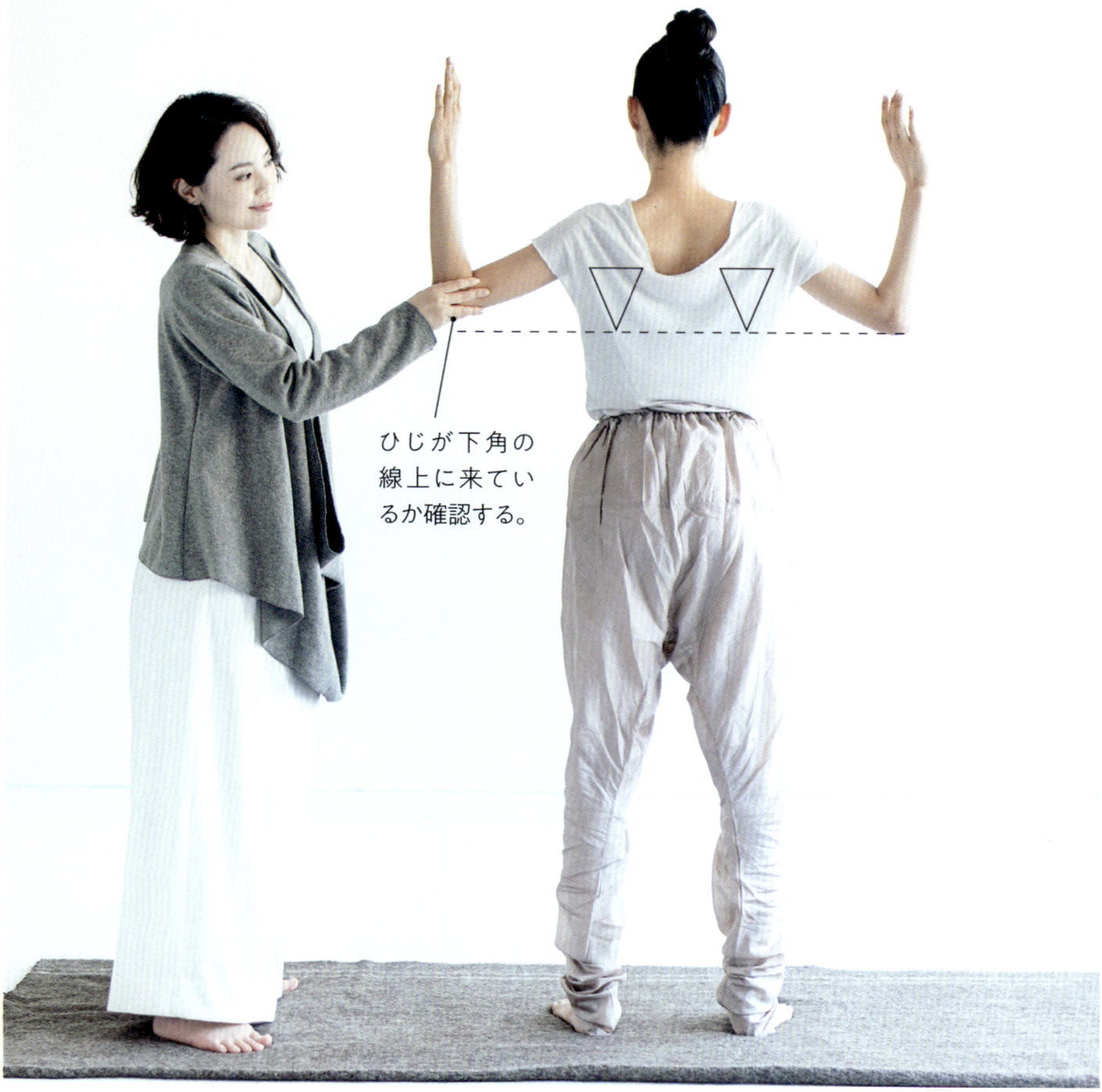

「腎臓」の負担が大きくなっているとき

エイジング リセット

わき腹は腎臓や肺などの不調をはじめ、影響を受けやすいところ。からだをひねって刺激することで改善します。

[こんなことが続くとき]

・むくみやすい
・疲れやすい
・肌がよどむ
・頻尿
・目の下が黒ずむ
・下半身が燃えるように熱い　他

1日2回　2分以内

1

仰向けになり、
右ひざを曲げる。

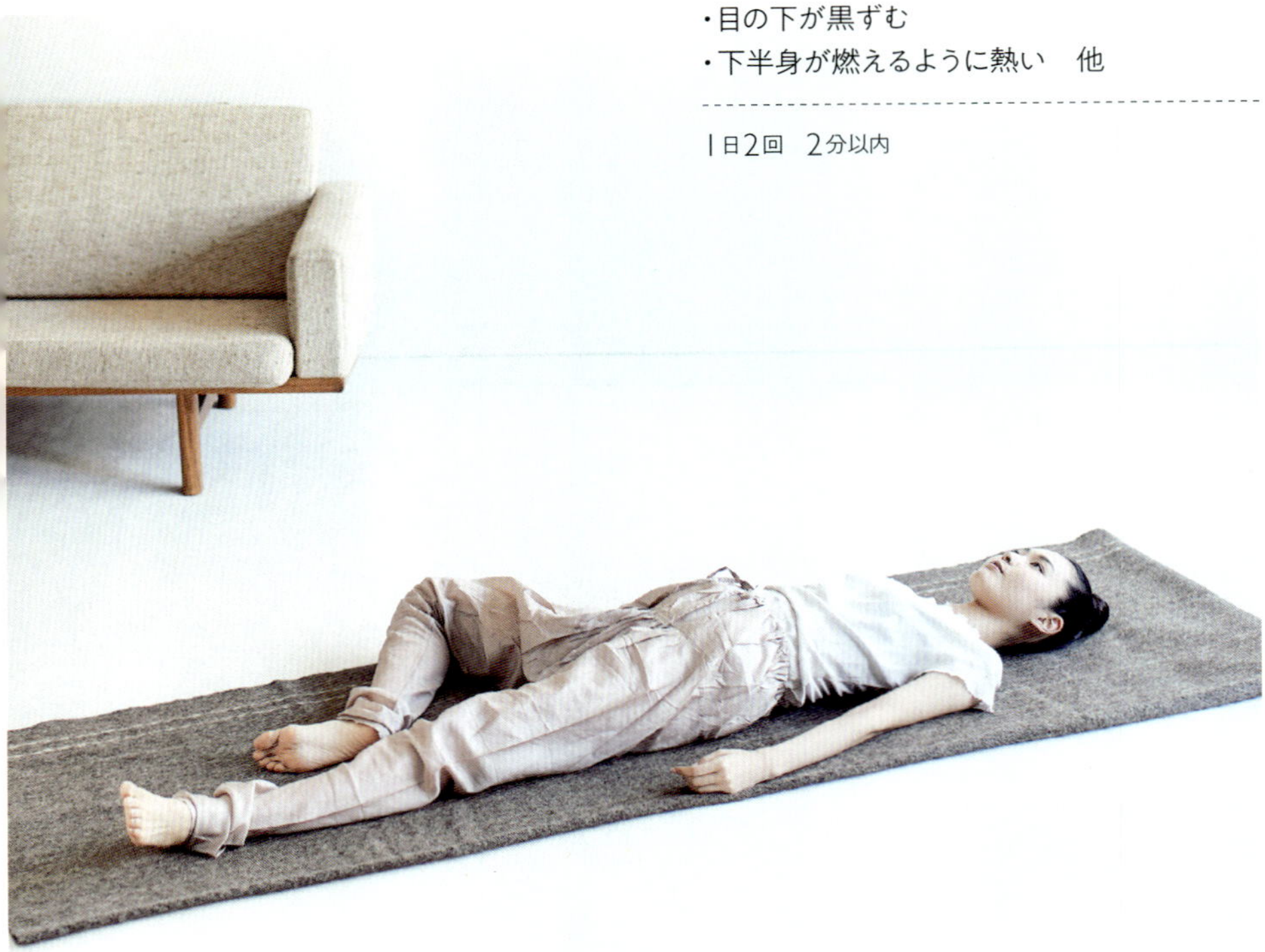

2
右ひざを反対側へ回し、
ゆっくりからだをひねる。

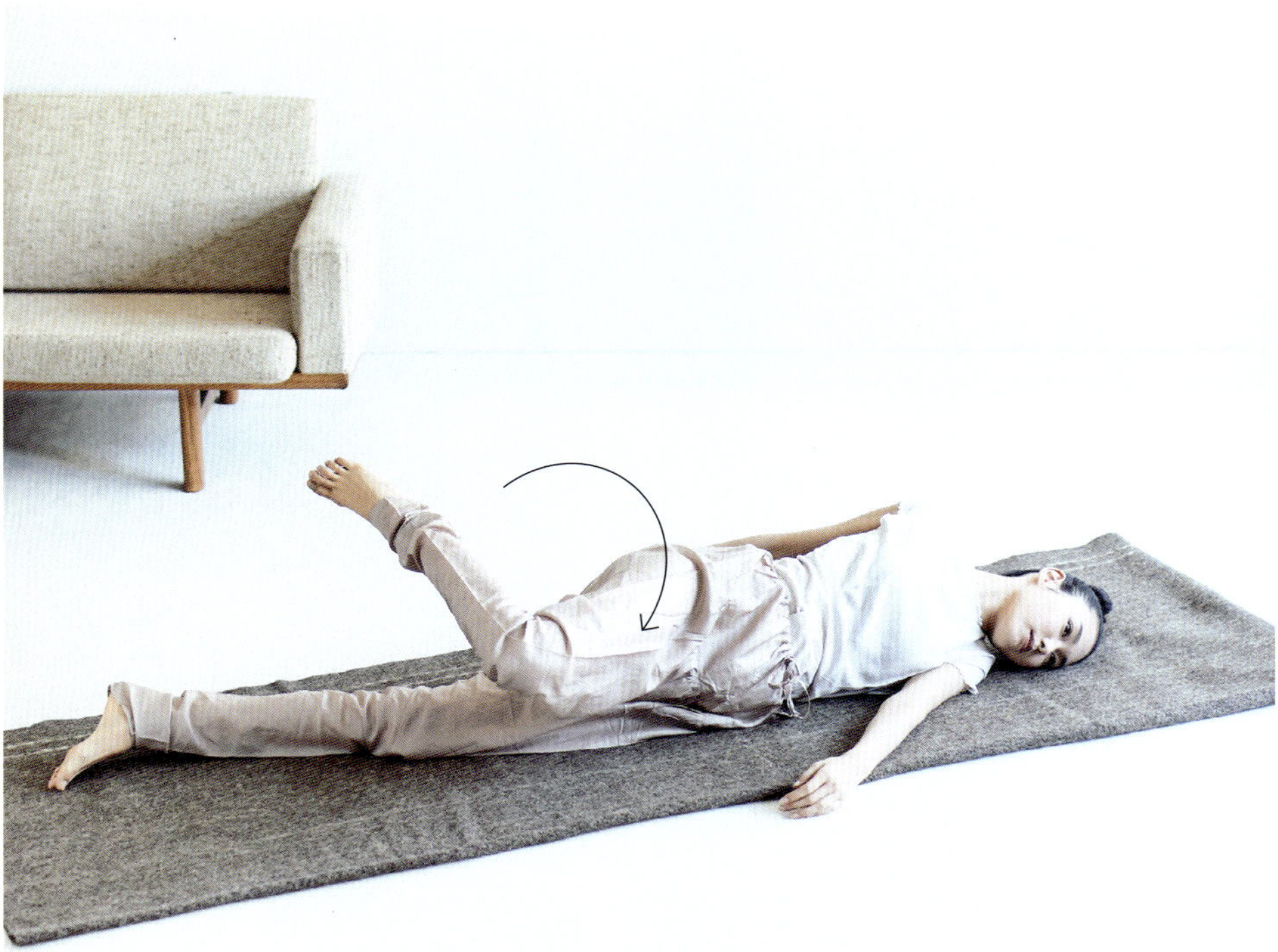

次ページへ

3

右ひざを上げたまま、
右手を下から上げていく。

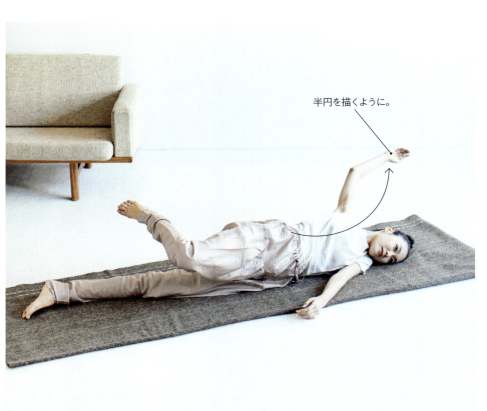

4

右ひざをグッと伸ばし、
右手をゆっくり後ろへ伸ばし、
３呼吸キープする。

5

反対側も同様に行う。

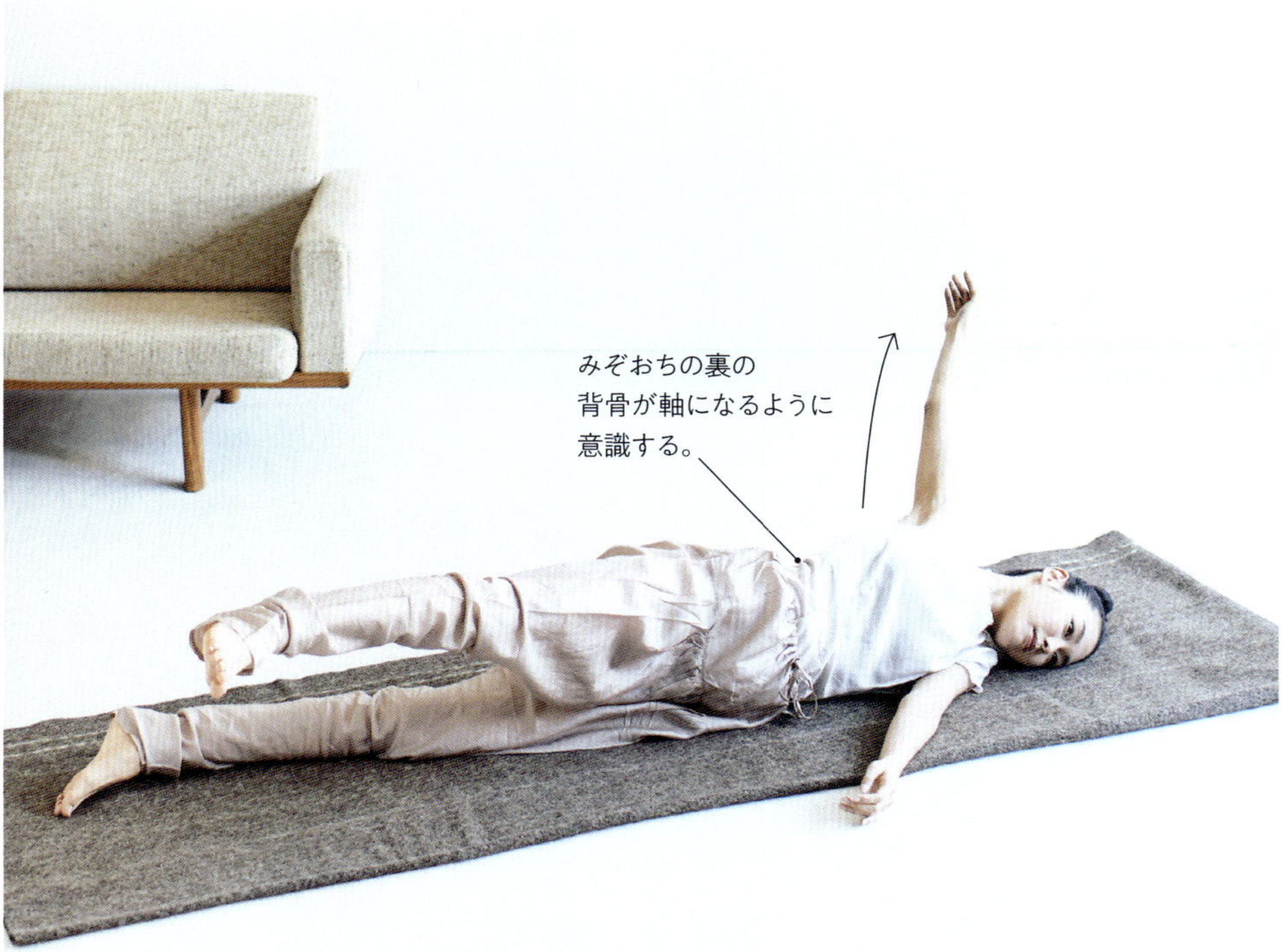
みぞおちの裏の
背骨が軸になるように
意識する。

「骨盤」の負担が大きくなっているとき

女性ホルモンリセット

腰椎《ようつい》4番を中心にからだをひねって刺激し、骨盤を調整。生理前後、出産後にも有効です。

[こんなことが続くとき]

・お尻が大きくなった
・足首が太くなった
・腰まわりがやせた
・生理不順、PMS
・下半身が冷える
・便秘しやすい

1日2回　2分以内

1

仰向けになり、
左ひざを曲げる。

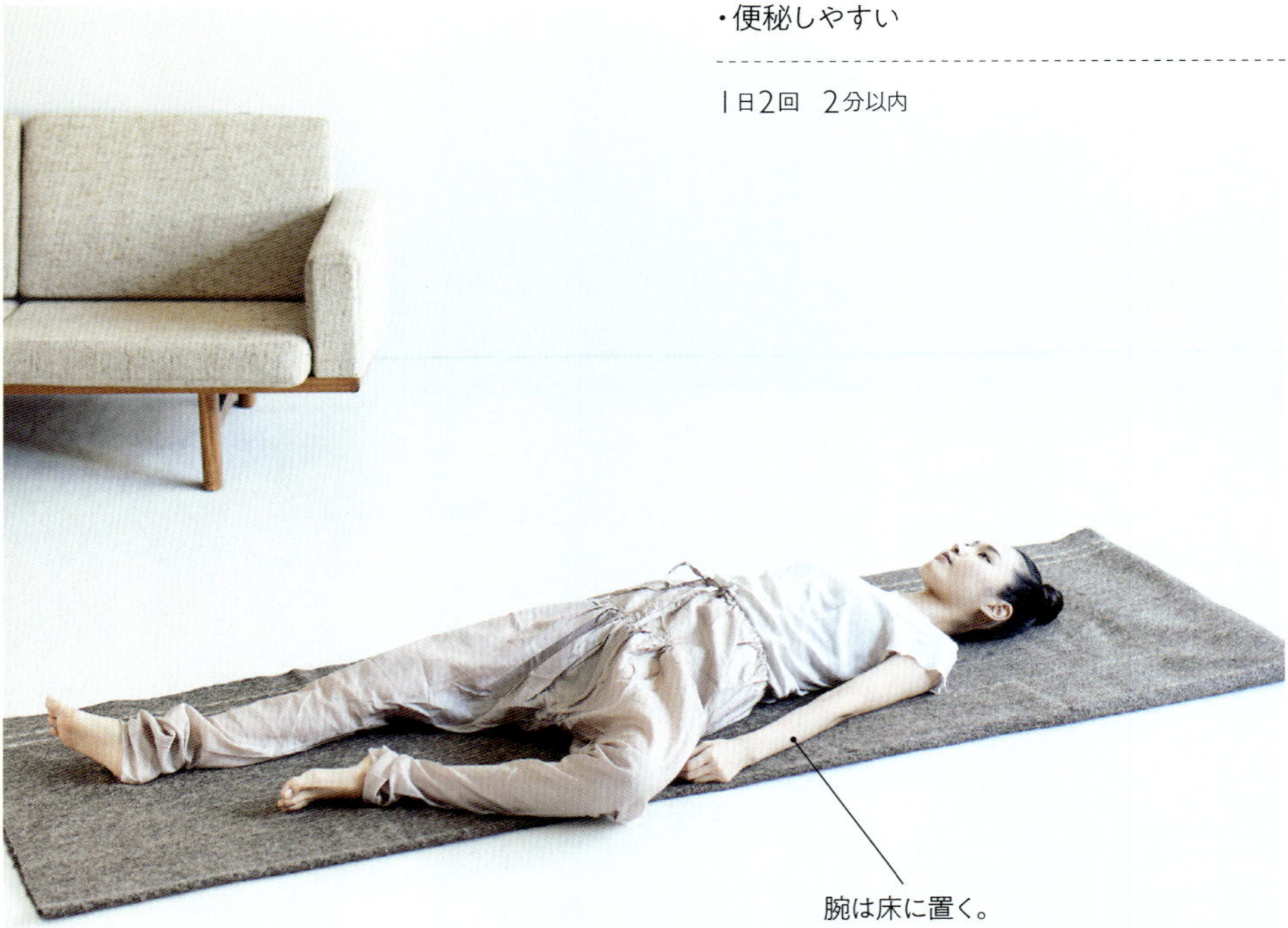

2
左ひざを反対側へ回し、ゆっくりからだをひねる。

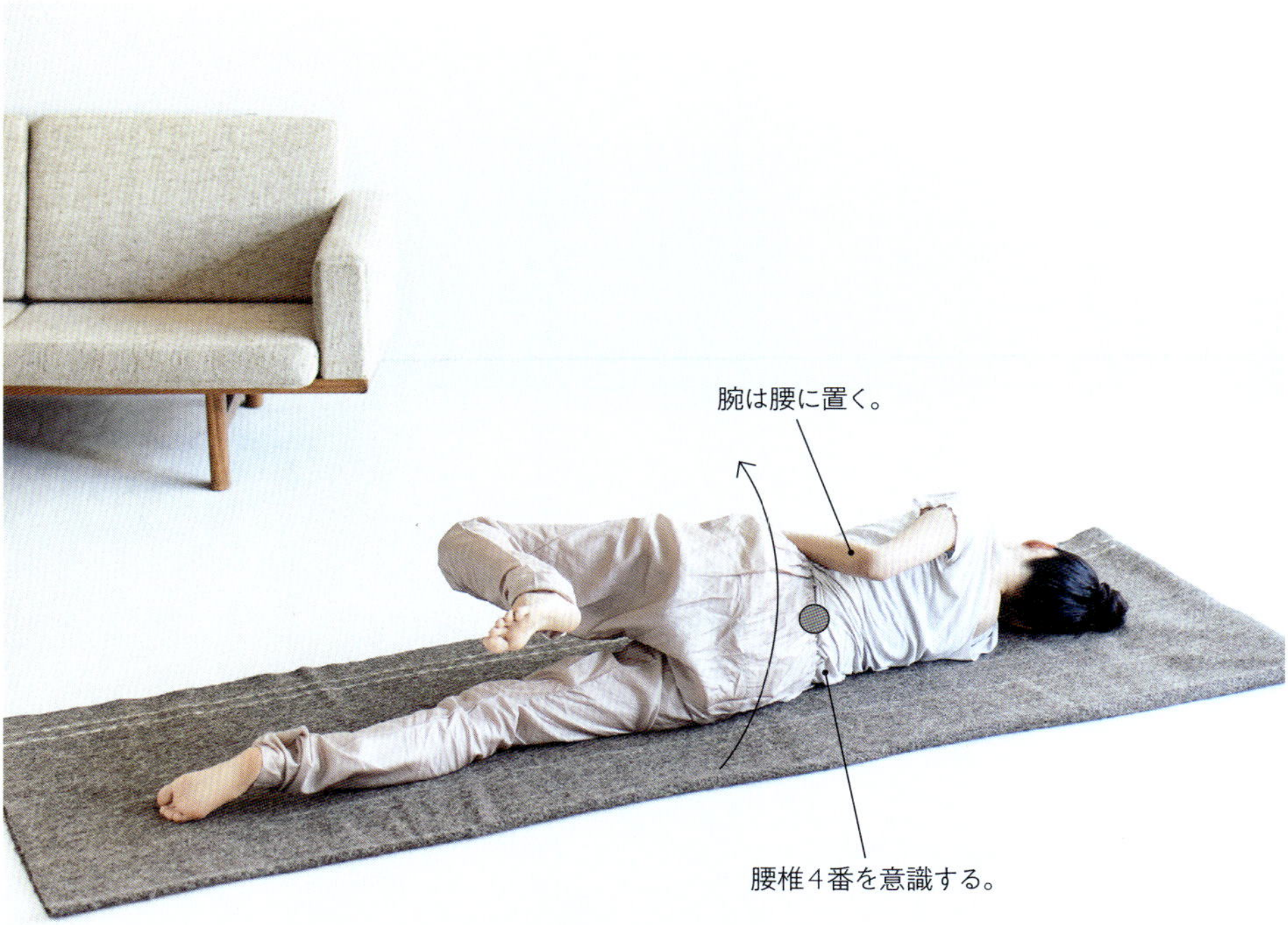

次ページへ

3
左ひざを曲げたまま
後ろへ伸ばす。

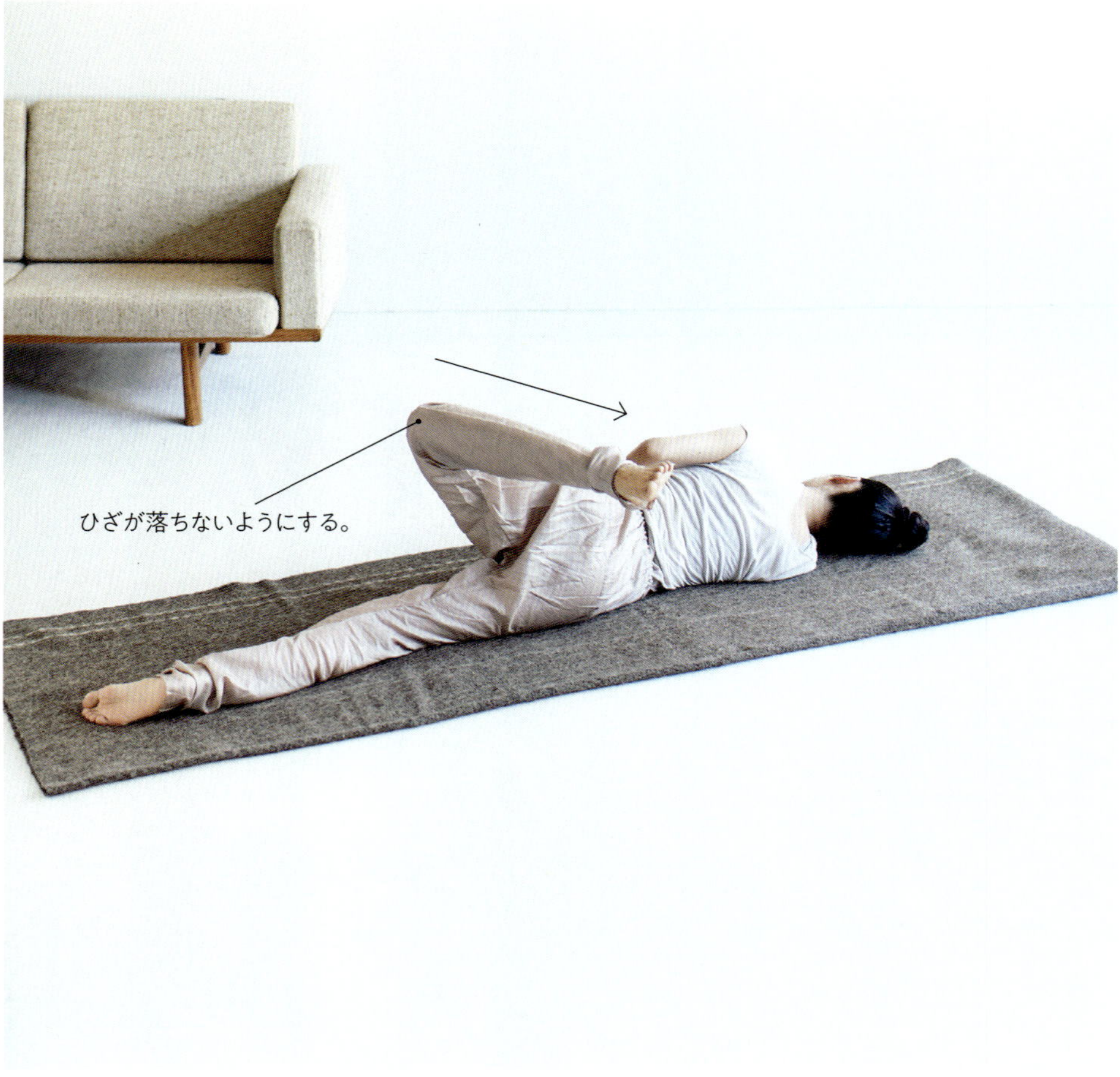

4

左ひざをグッと伸ばし、
ゆっくり後ろへ伸ばして、
3呼吸キープする。

5

反対側も同様に行う。

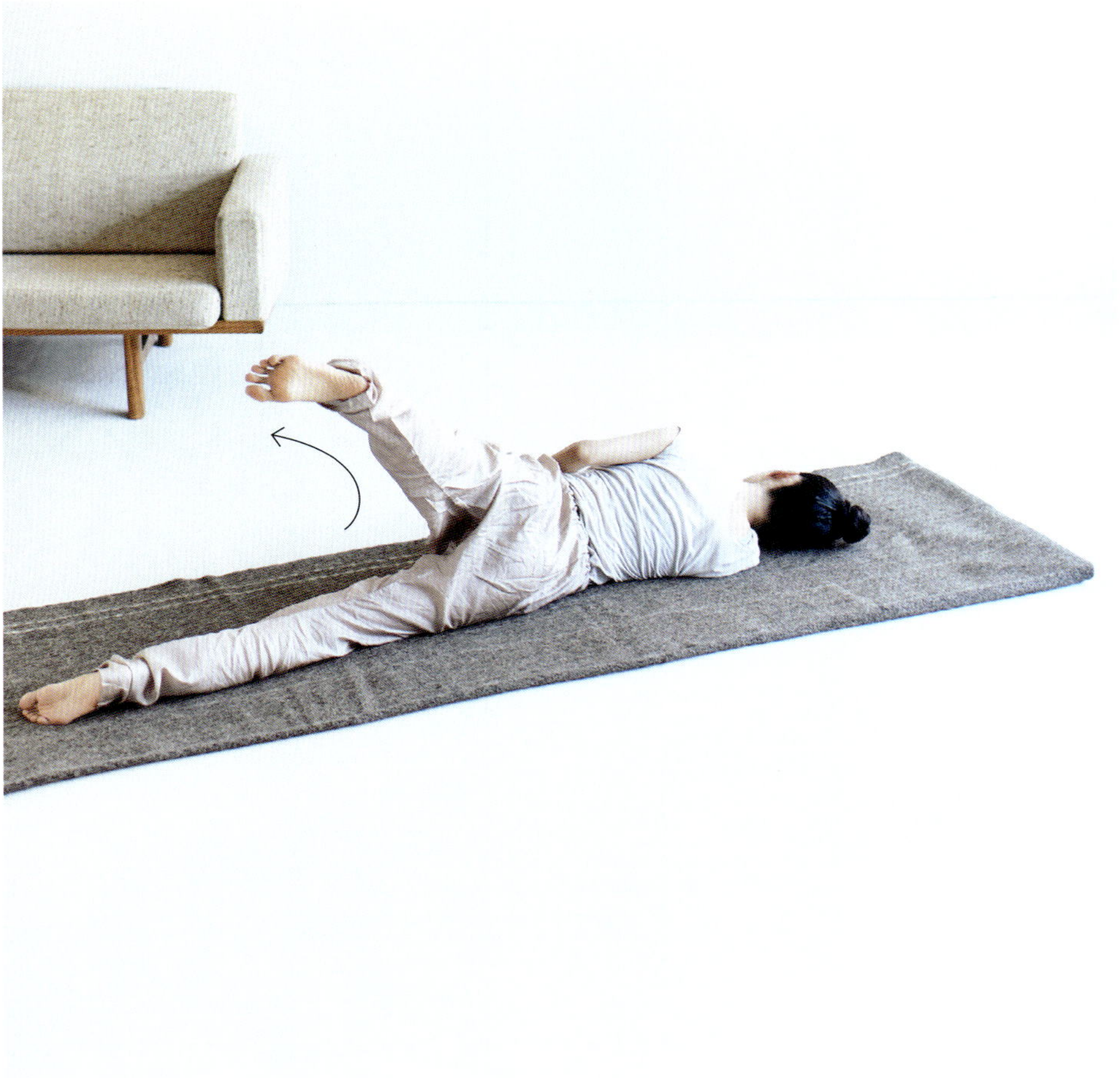

「消化器」の負担が大きくなっているとき

胃腸リセット

消化器系や循環器系の機能の回復をうながします。食べ過ぎたあとにも効果があります。

[こんなことが続くとき]

・肩こり
・背中が張る
・ぎっくり腰、ひざ痛
・手足の三里が痛む(→P.121)
・ふくらはぎがつる
・頭痛

1日2回　2分以内

1

仰向けになり、
両脚を伸ばす。

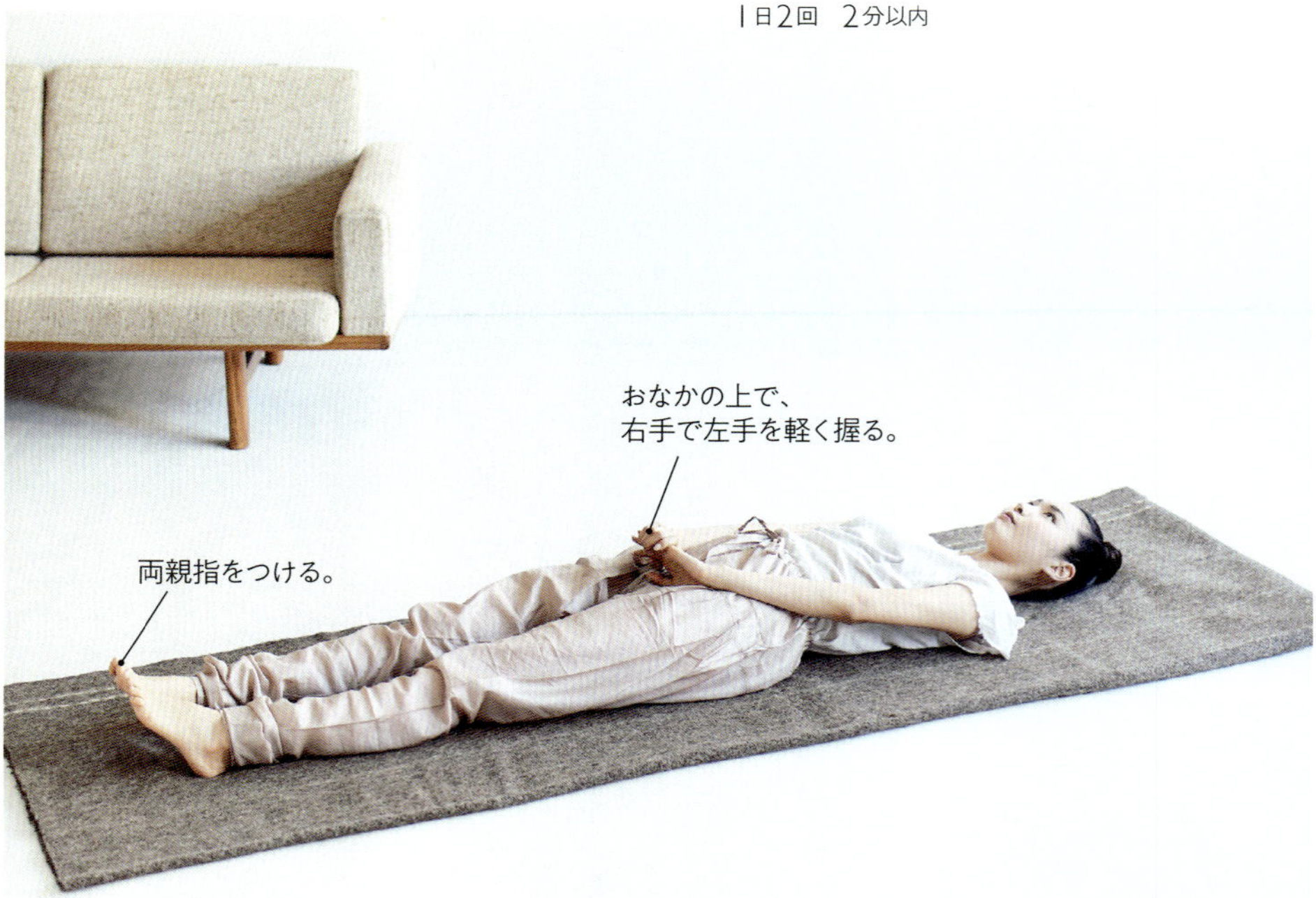
おなかの上で、
右手で左手を軽く握る。
両親指をつける。

2

からだの前を通るように、
両手を頭上へ伸ばす。

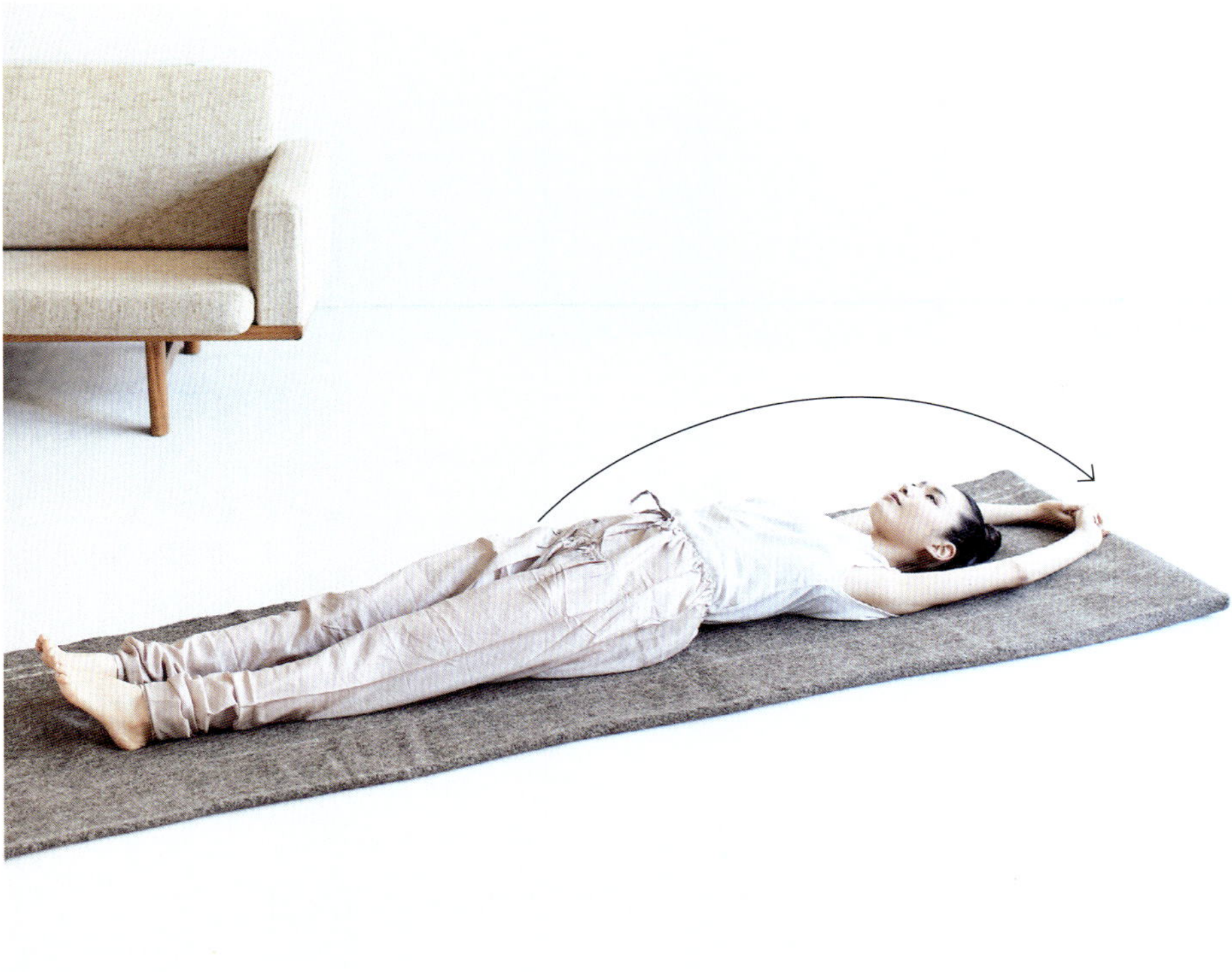

次ページへ

3

上下に伸ばし、
「C」をつくるように
からだを曲げて
数秒キープ。

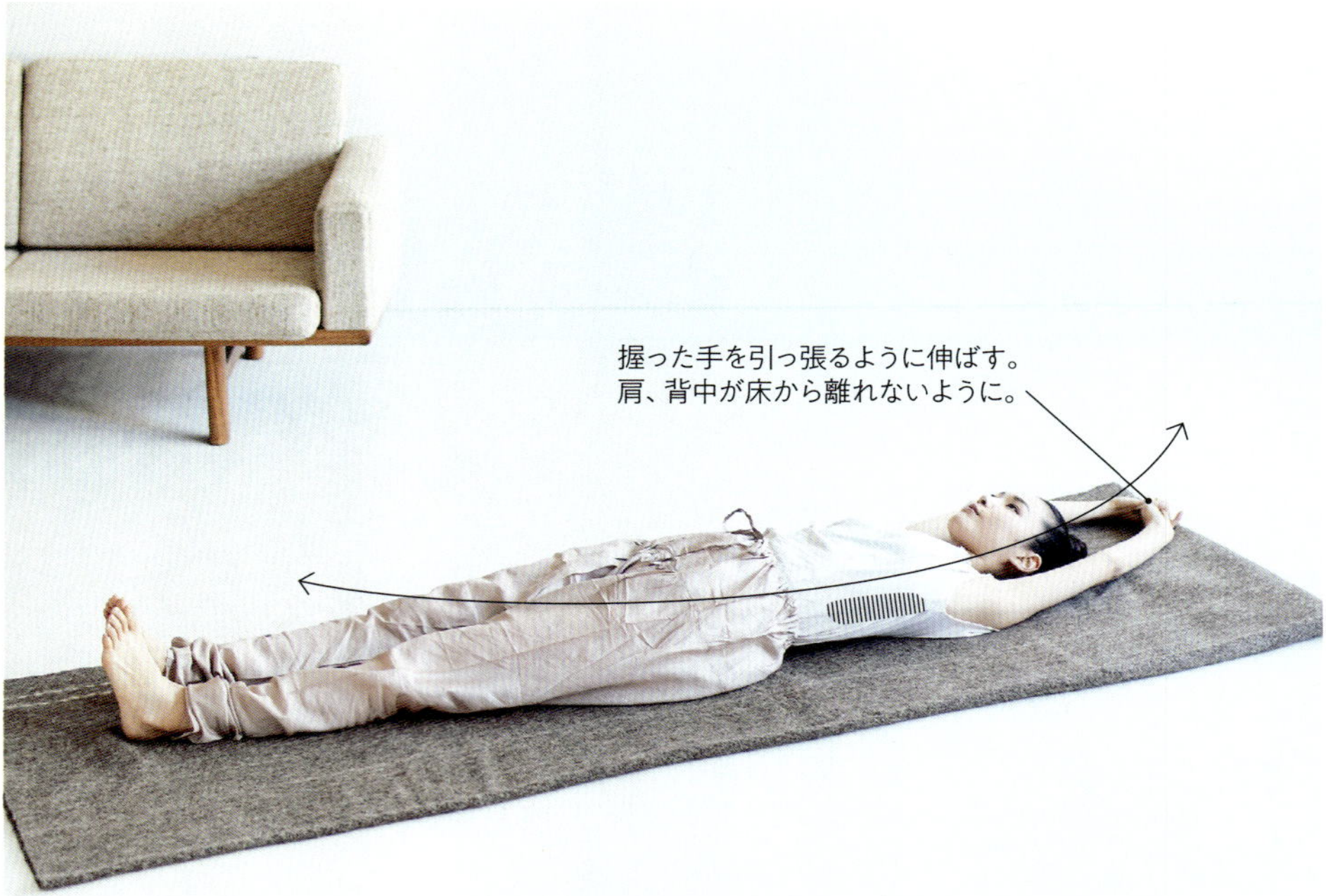
握った手を引っ張るように伸ばす。
肩、背中が床から離れないように。

4

反対側も同じように
伸ばす。
左手で右手を軽く握って
数秒キープ。

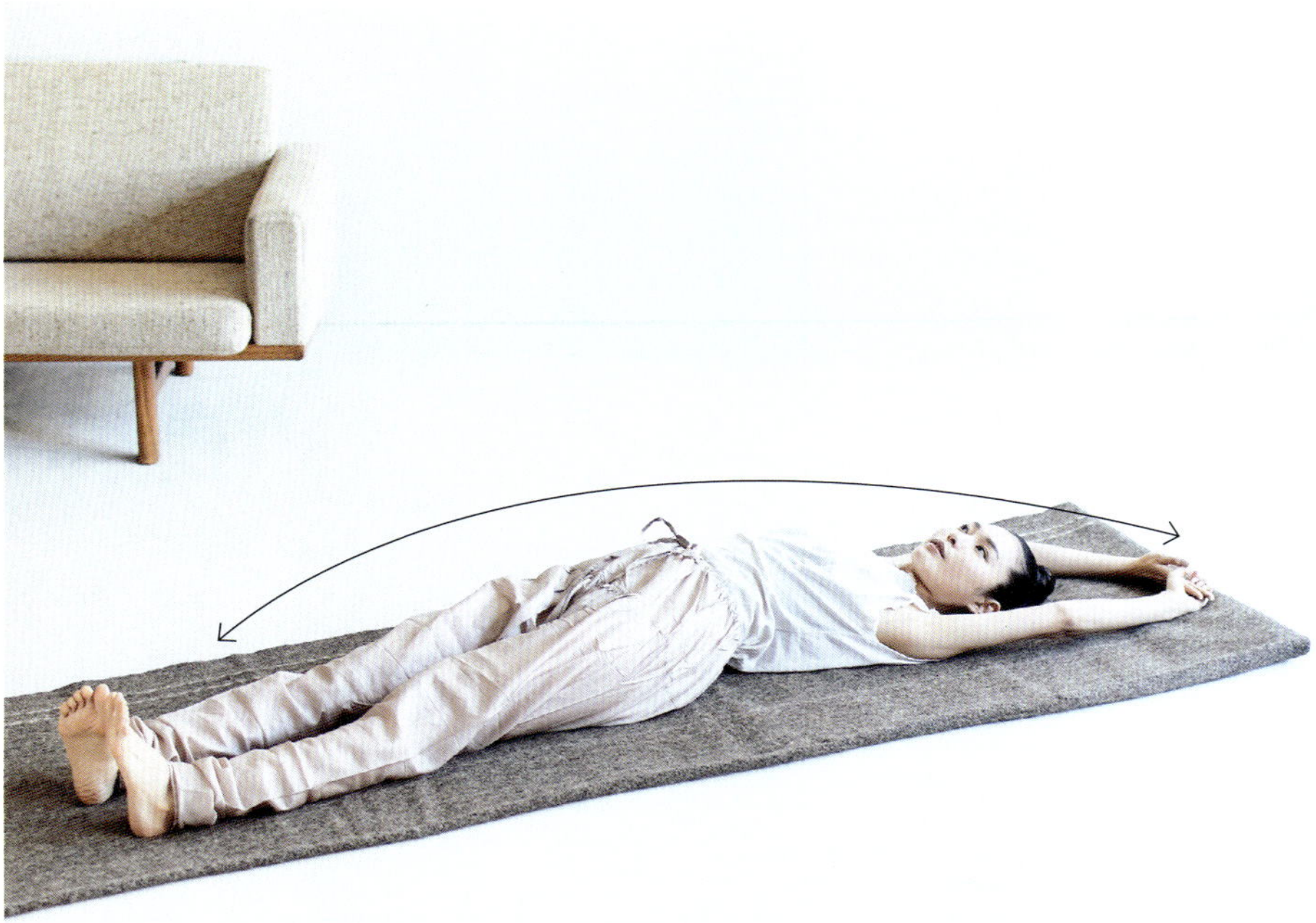

次ページへ

「心臓」の負担が大きくなっているとき

心臓リセット

骨盤を整えることで心肺にはたらきかけ、回復へと導く呼吸法です。

[こんなことが続くとき]

・からだ全体が下がってきた
・痔になりやすい
・冷えがつらい
・腸、肛門、子宮脱
・手足がしびれる

1日2回　2分以内

1

床にうつ伏せになる。
両手は横に置く。
顔は左右どちらかに向ける。

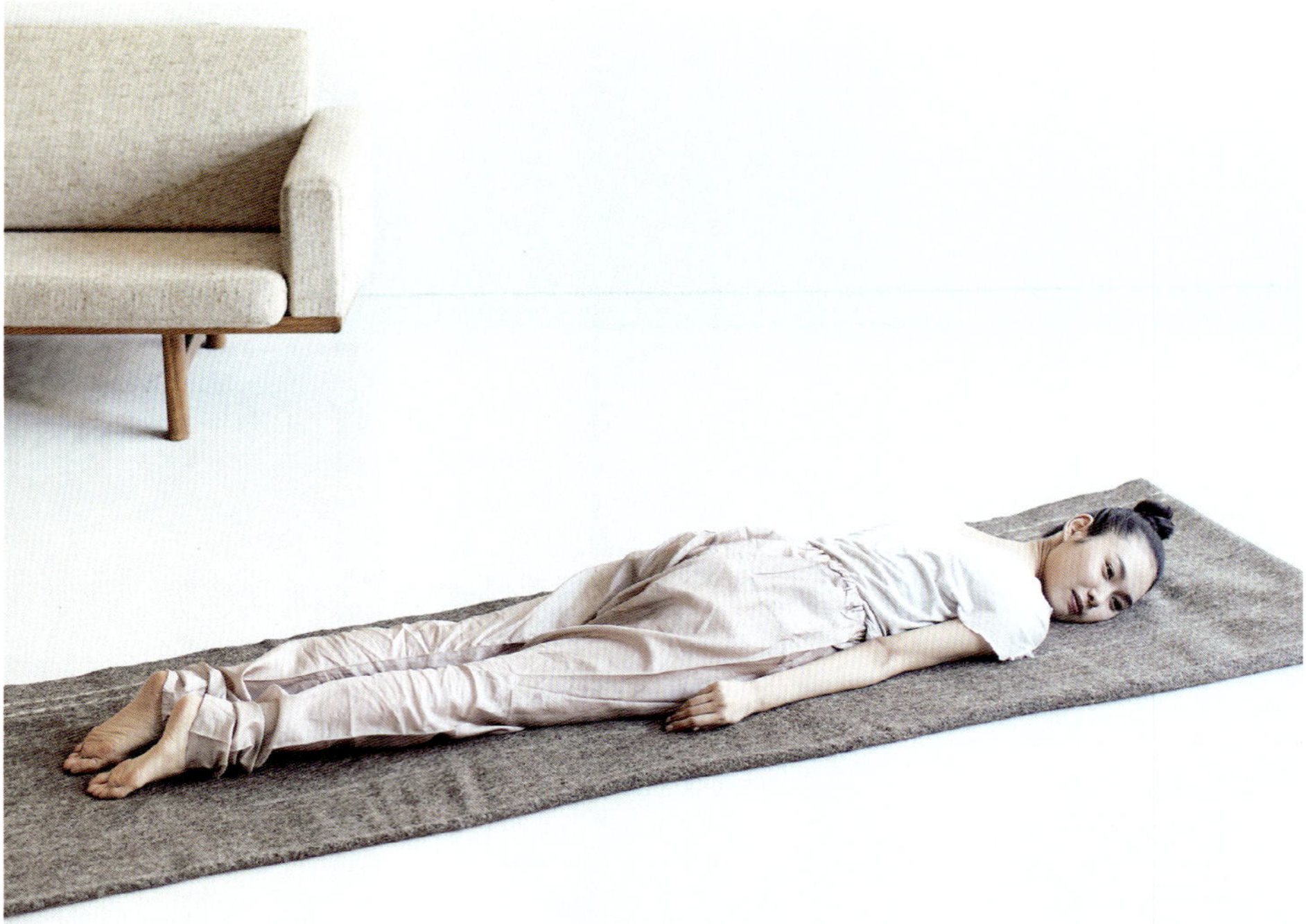

！ 腰に強い刺激が加わるので、妊娠中またはその可能性がある方は控えてください。

2
両脚を広げる。

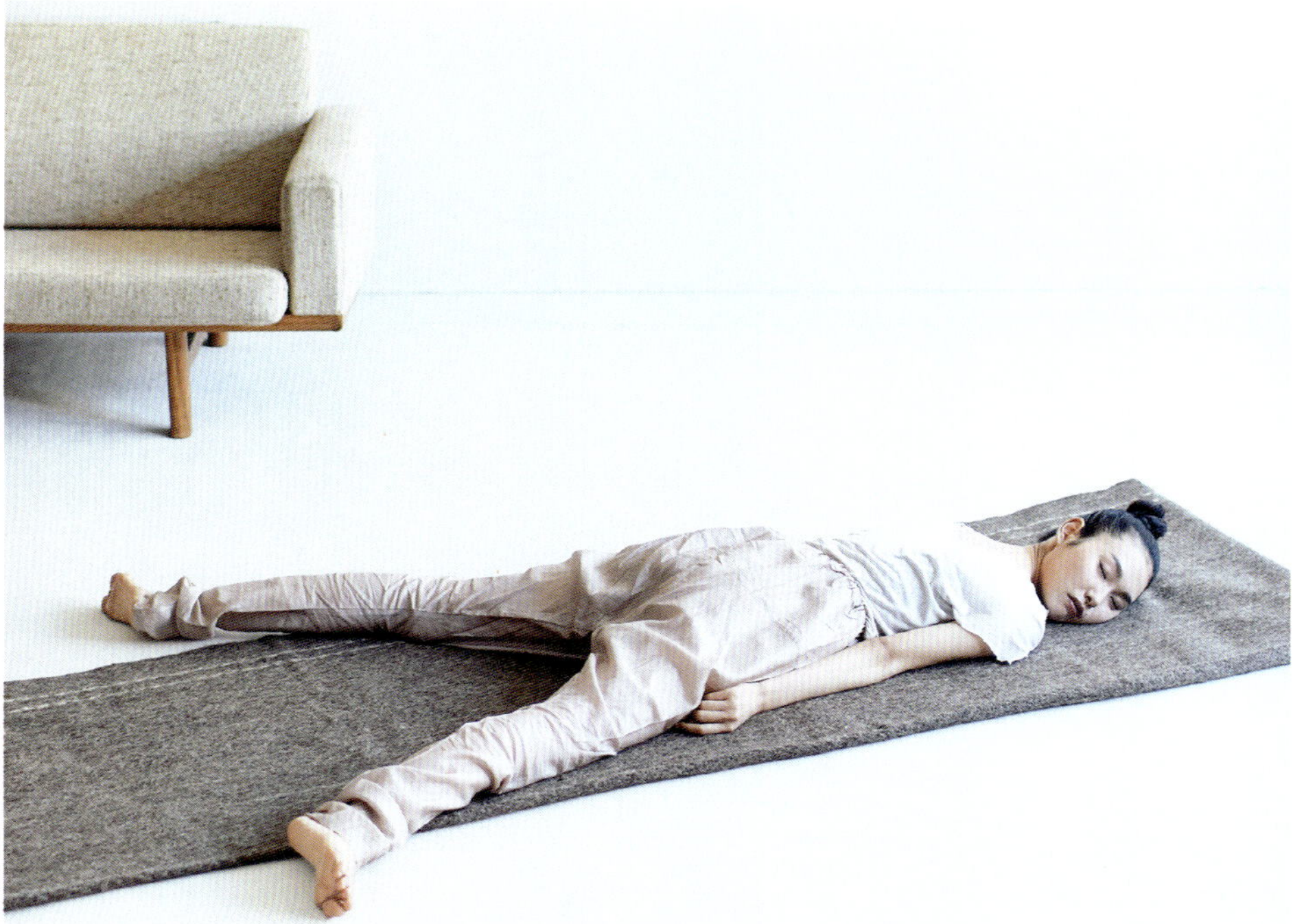

次ページへ

3

両ひざを曲げて、足の裏をつける。
ゆっくり息を吸いながら、
かかとをお尻のほうへ動かす。

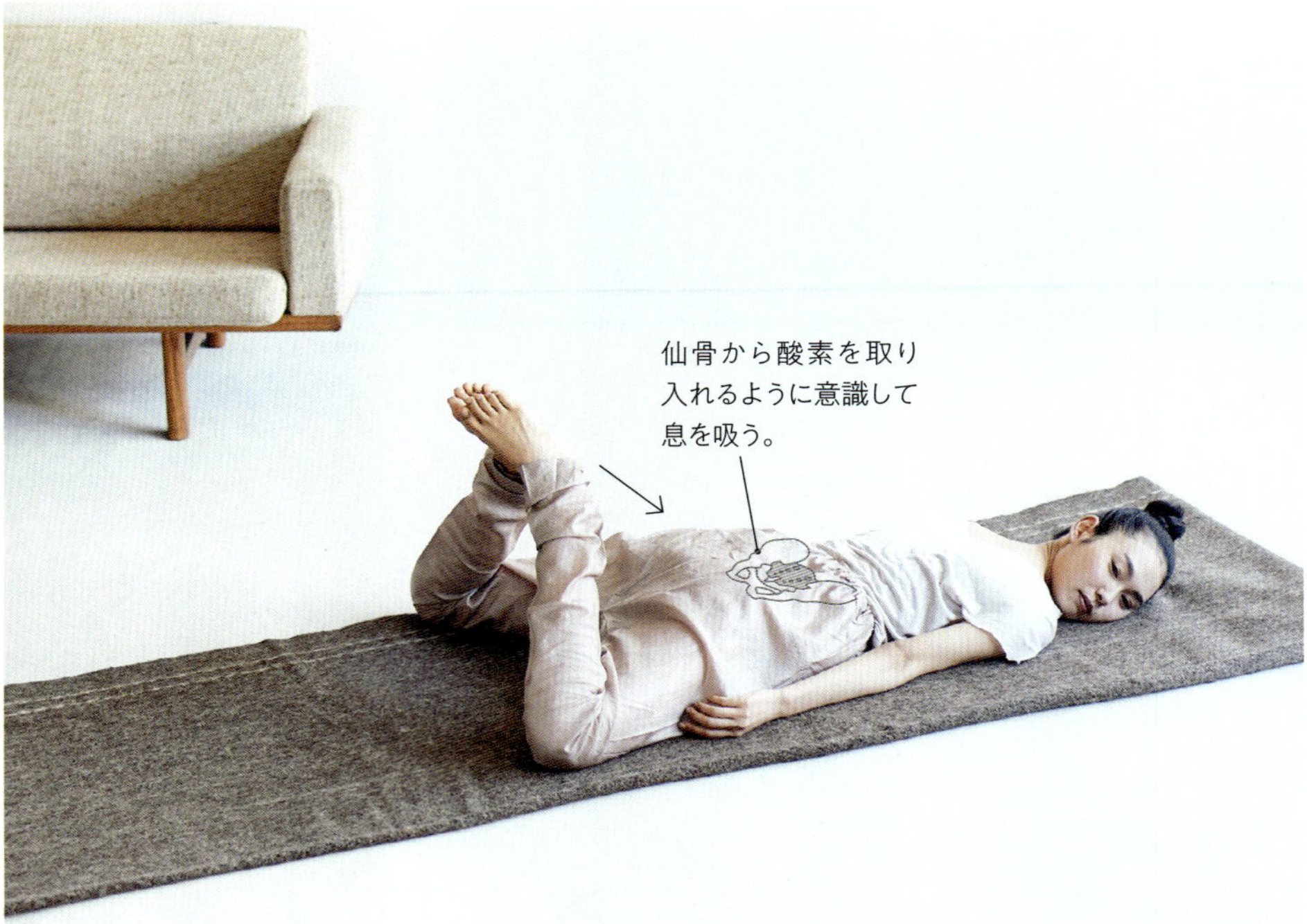
仙骨から酸素を取り
入れるように意識して
息を吸う。

4

息を吐きながら
お尻からかかとを軽く戻す。

5

3、4を数回繰り返す。

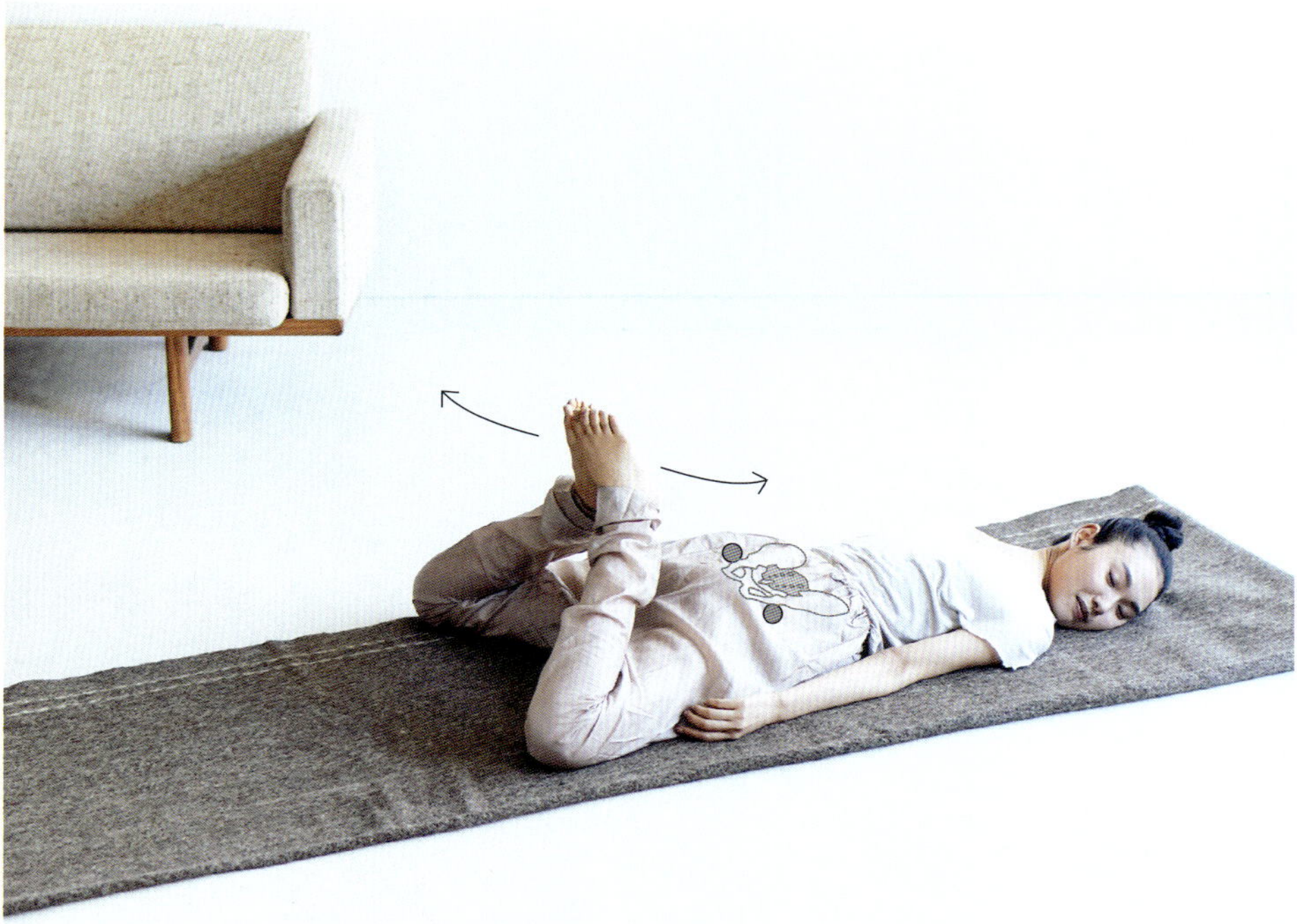

「肝臓」の負担が大きくなっているとき

肝臓リセット

疲れた肝臓を、腕を使って刺激をして
活性化させます。

[こんなことが続くとき]

・だるさがとれない
・むくんでいる
・慢性的な疲れ
・お酒をよく飲む
・吹き出物がよく出る
・手足の末端が黄色くなる

1日2回　2分以内

1

横になり、右ひじを曲げ、
リラックスして
からだの上に置く。

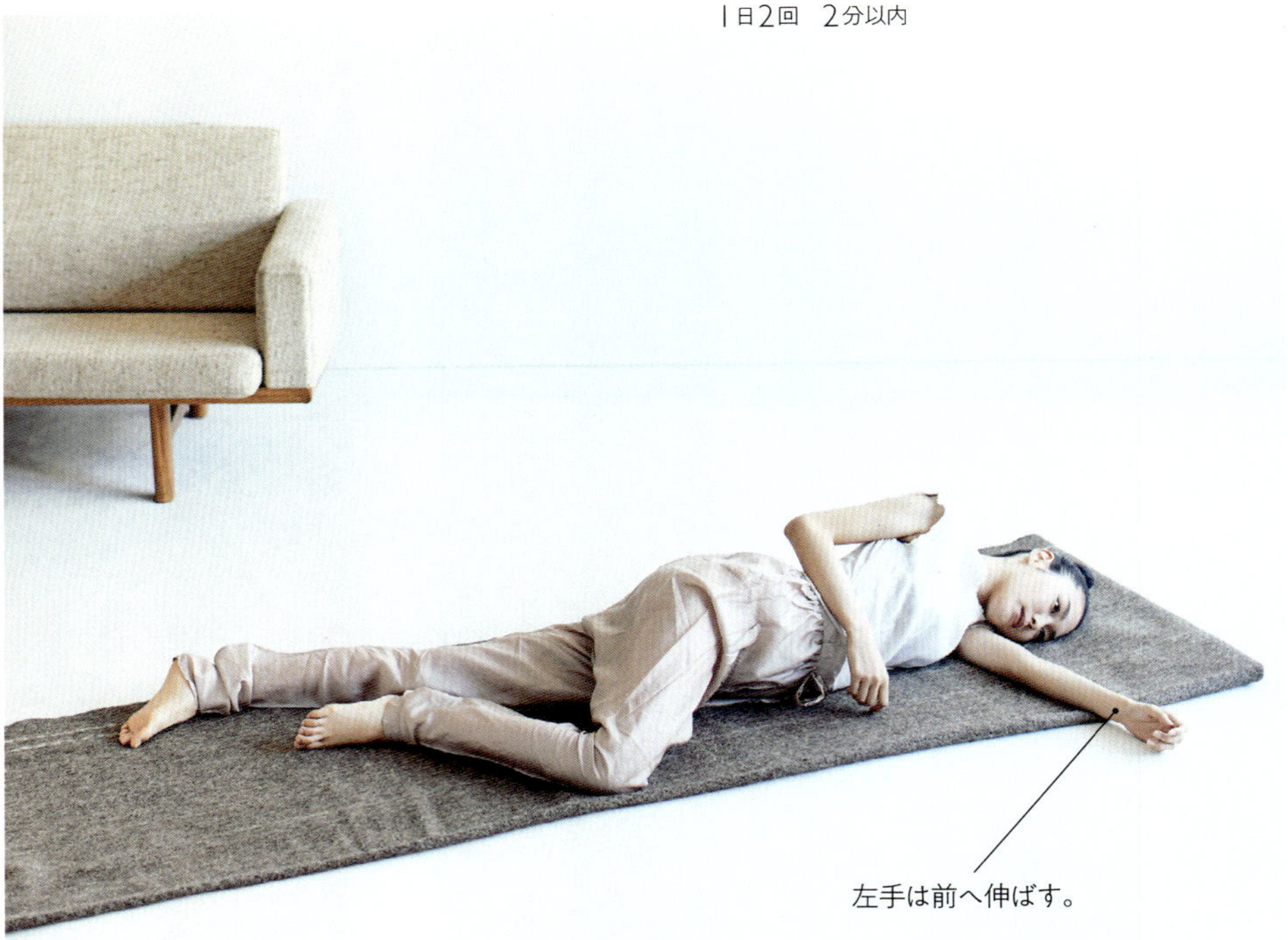

2

右腕をからだの上に置く。

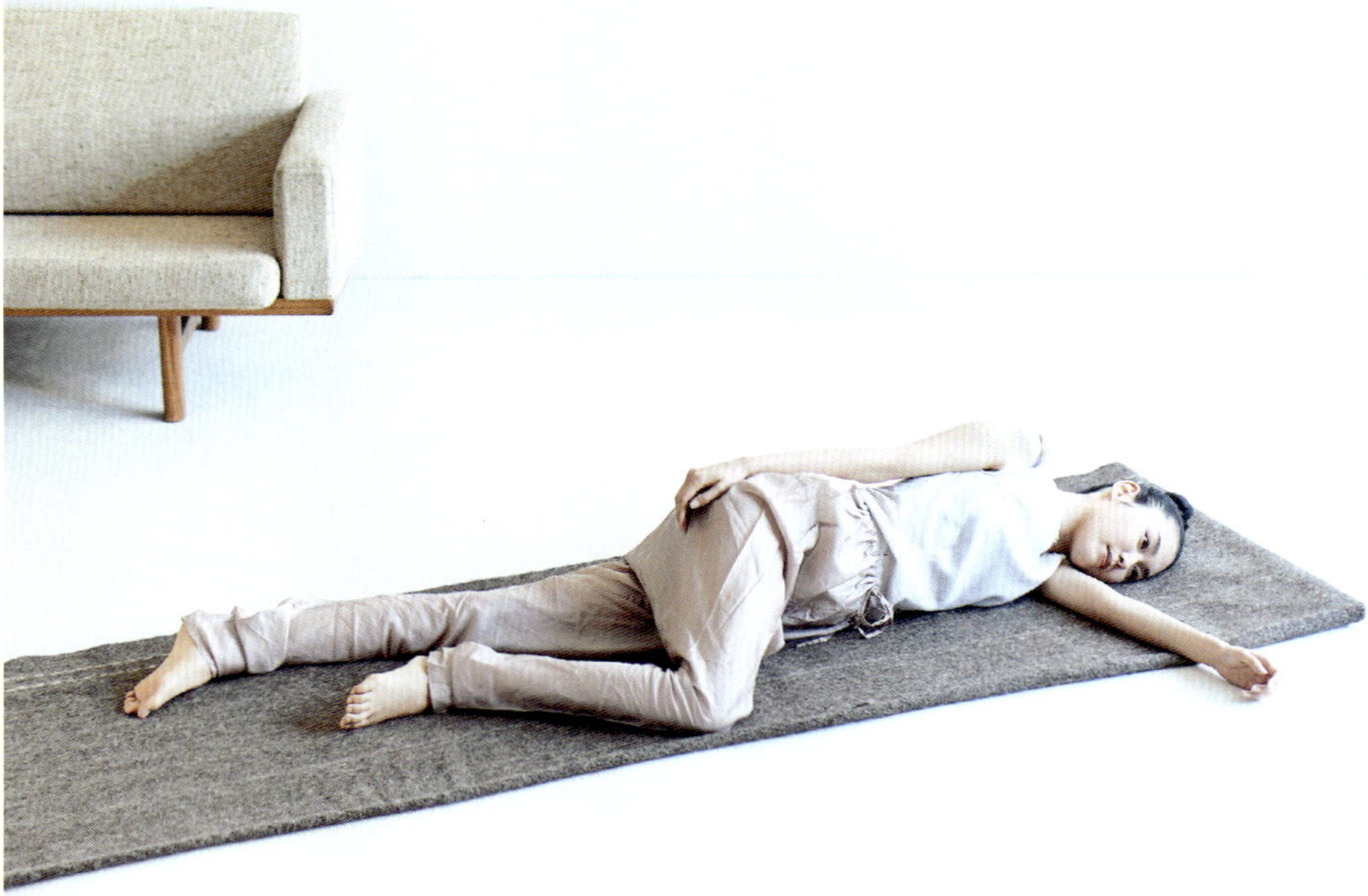

次ページへ

3
右腕をゆっくり上げて伸ばす。

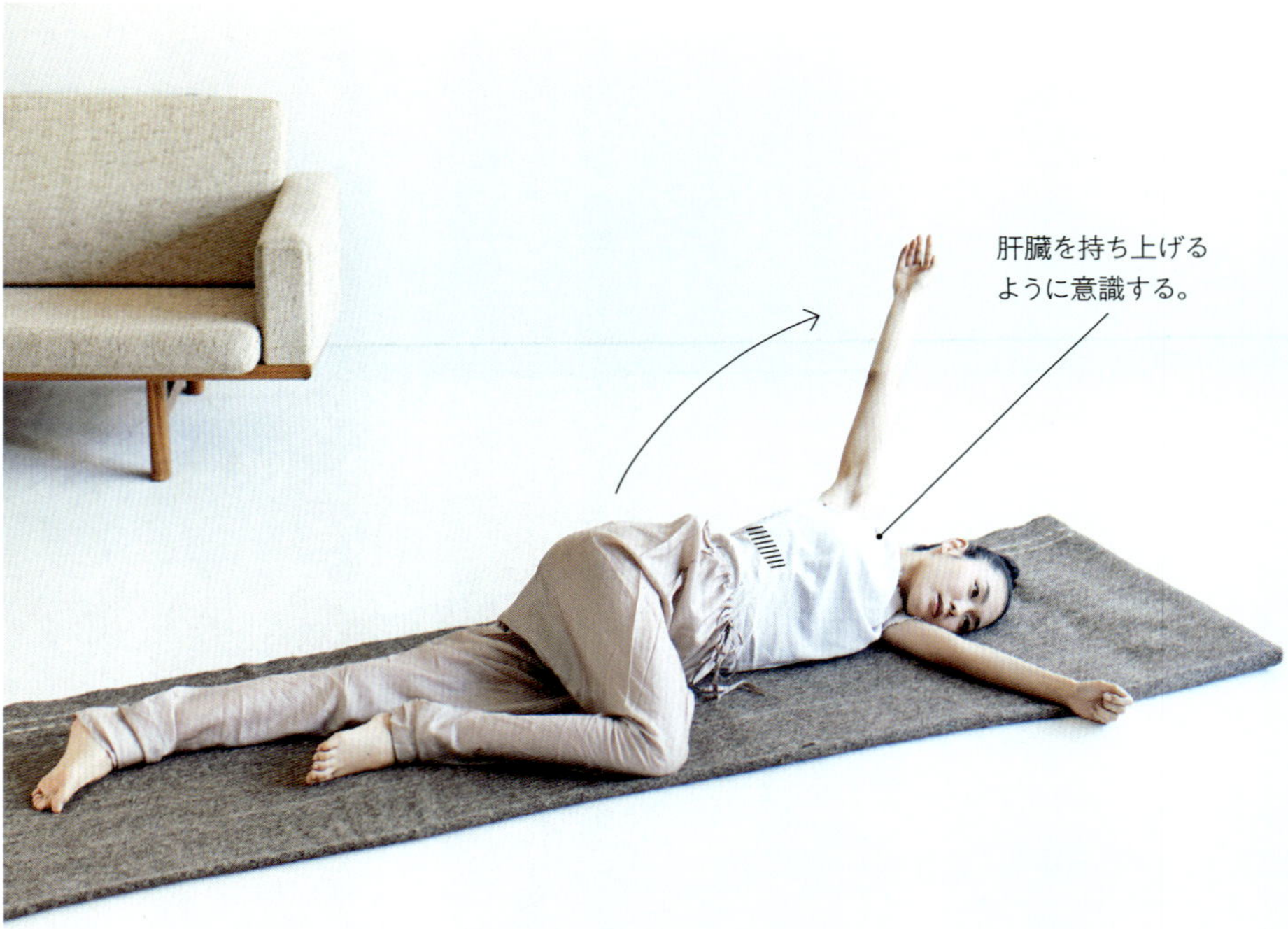

！肝臓は右側にあるので、
右側のみ行います。

4

2～3秒キープして、
ポンと力を抜いて腕を下ろす。

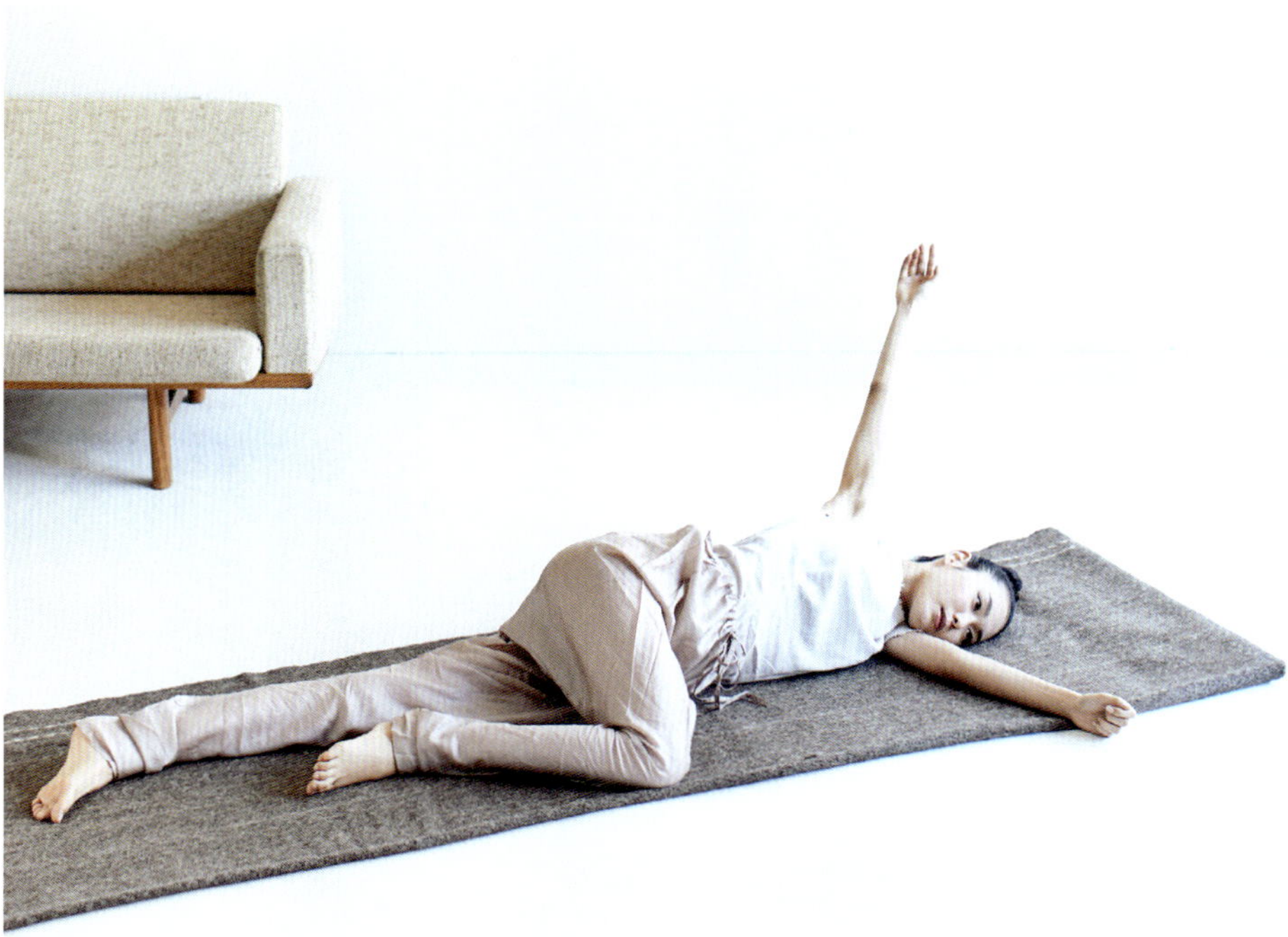

column 4 ｜ からだを温める ｜ ホットタオル

全身の体調を整えるのに、体操のほか、症状に応じて、あるいはコンスタントにからだを温めることをおすすめしています。ホットタオルは痛みや不快感で動くのがつらい人でも、簡単にできます。

ホットタオルをつくる

1. 厚手のタオルの長いほうを三つ折りにする。

2. さらに二つ折りにして、水をたっぷり含ませ、軽くしぼる。

3. 電子レンジ（600W）で1分～1分30秒加熱し、やけどをしないよう注意して取り出す。

ホットタオルを当てる

1. 腰、肩、おなかなど気になる部分に当てる。

2. 3分～5分当て、冷めてきたら温め直す。その間、患部が冷えないよう乾いたタオルで拭いておく。

3. 肌がピンク色になるまで続ける（3~5回程度）。

POINT
熱刺激で血管が収縮、温度が上がるにつれて徐々に血管が広がり、血流が増え、まわりの細胞も刺激されます。この緊張と弛緩が繰り返されることで、患部の活性化がうながされ、回復力が高まります。

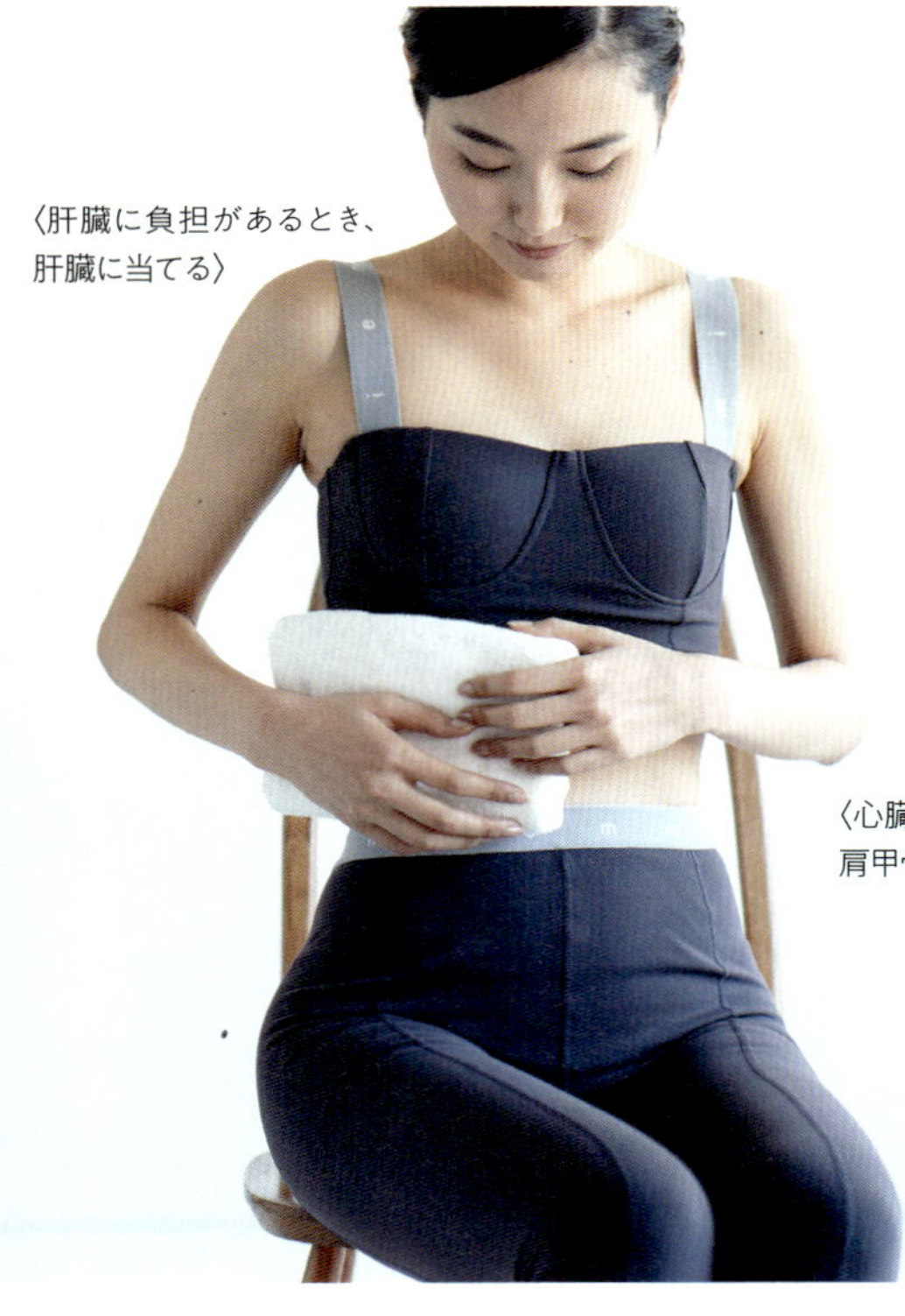

〈肝臓に負担があるとき、肝臓に当てる〉

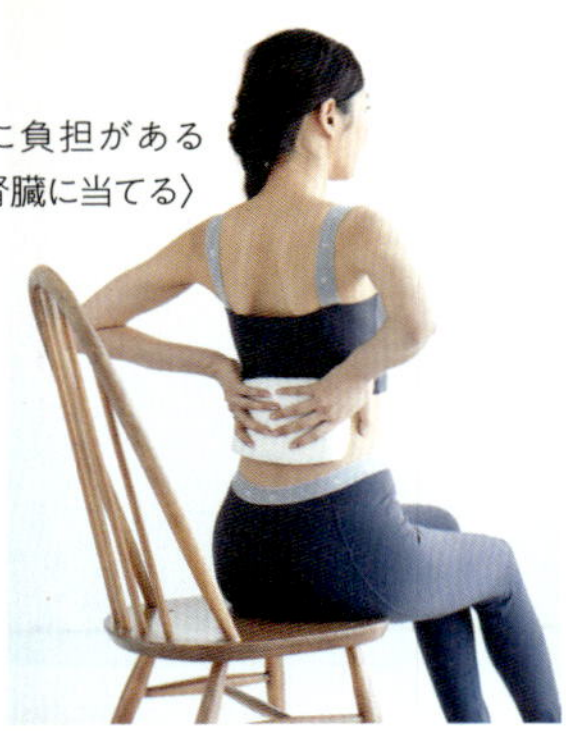

〈腎臓に負担があるとき、腎臓に当てる〉

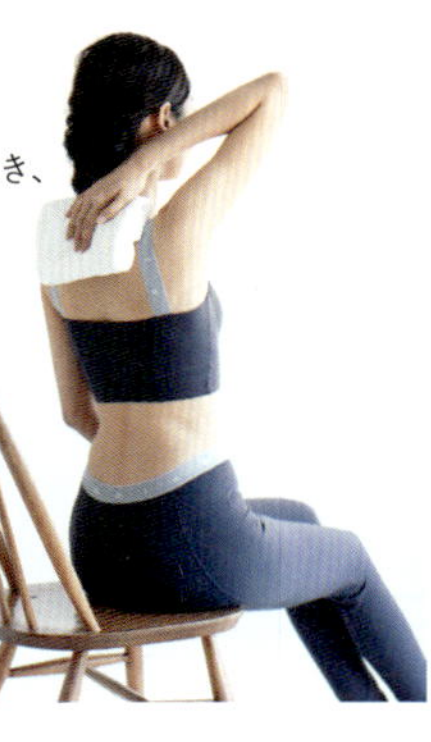

〈心臓に負担があるとき、肩甲骨の間に当てる〉

全身の骨格図

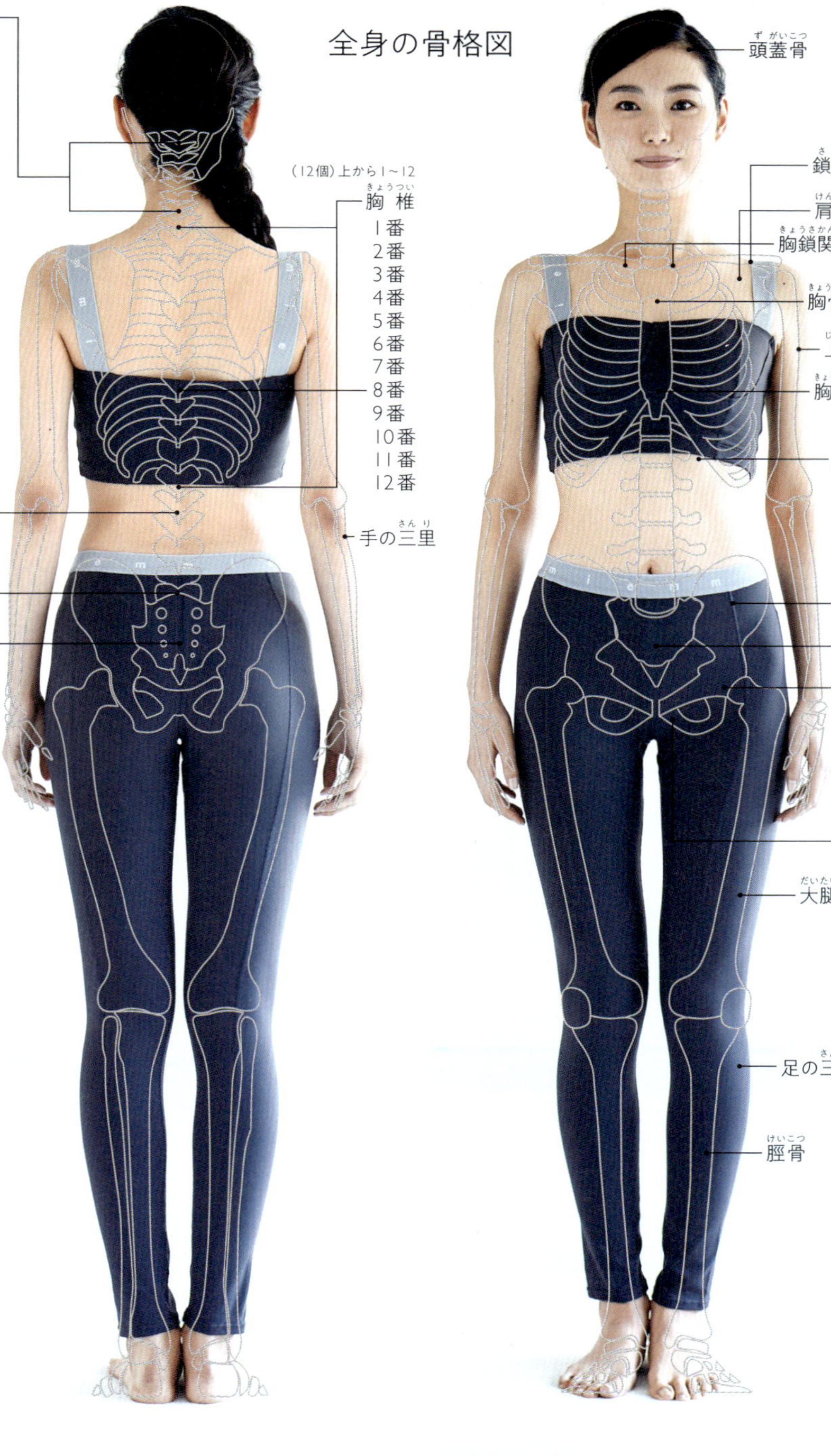
(7個) 上から1~7
頸椎《けいつい》
1番
2番
3番
4番
5番
6番
7番
(12個) 上から1~12
胸椎《きょうつい》
1番
2番
3番
4番
5番
6番
7番
8番
9番
10番
11番
12番
個) 上から1~5
椎《つい》
番
番
番
番
番
手の三里《さんり》
仙骨《せんこつ》
頭蓋骨《ずがいこつ》
鎖骨《さこつ》
肩甲骨《けんこうこつ》
胸鎖関節《きょうさかんせつ》
胸骨柄《きょうこつへい》
上腕骨《じょうわんこつ》
胸骨《きょうこつ》
肋骨《ろっこつ》
腸骨《ちょうこつ》
仙骨《せんこつ》
骨盤《こつばん》
恥骨《ちこつ》
大腿骨《だいたいこつ》
足の三里《さんり》
脛骨《けいこつ》

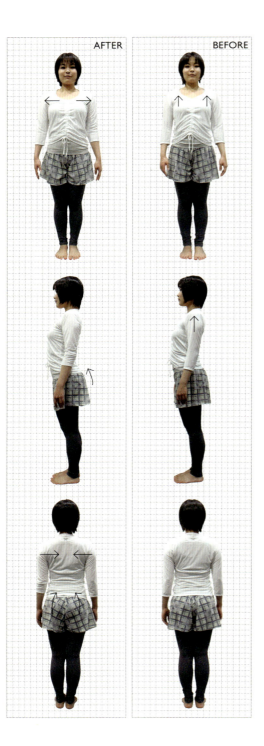

からだリセット BEFORE & AFTER

さまざまな不調が続いたり、
体型が気になり始めたという方々が、
本書で紹介しているエクササイズを
続けて、体調や体型に大きく変化が
ありました。

＊本人の感想です。

1.
からだ全体が上がる

Dさん 30代

エクササイズ期間＝2週間

BEFORE

2歳の子の抱っこなどで、腕に負担が大きくかかっています。このことで、肋骨が下がるので、肩で支えるからだになっています。長年、ピラティス、クラシックバレエをしているので、とてもからだが柔らかいのですが、股関節が柔らか過ぎて、太ももが太くなってしまっています。

AFTER

「呼吸力リセット」と「女性ホルモンリセット」をしました。日々の体操でリセットでき、肩が元の位置に戻り、背中のハミ肉ラインが引き締まりました。また、腰の力がついて、内に引き締まる力ができ、太ももがスッキリしました。

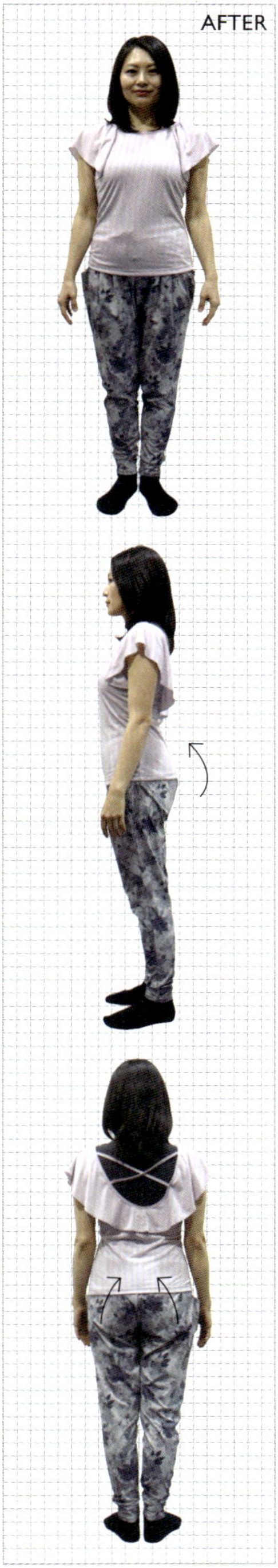

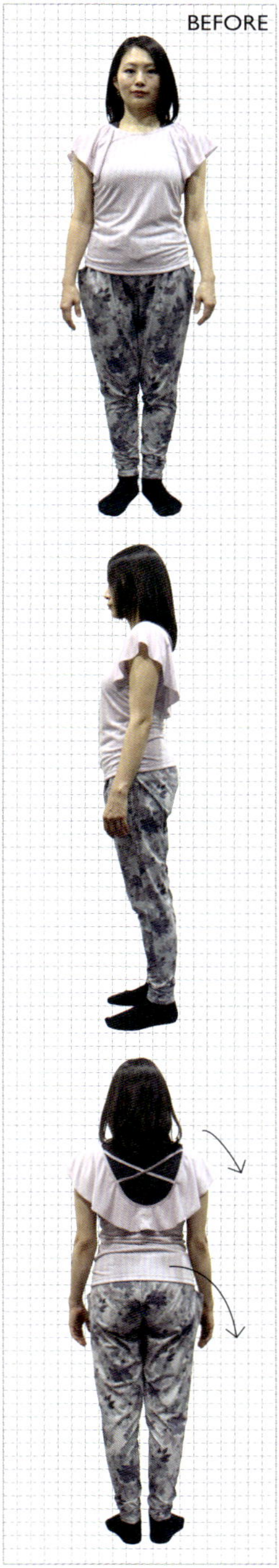

2.
からだ全体が上がる

Mさん 30代

エクササイズ期間＝1回

BEFORE

6歳と9歳のお子さんがいます。子育ての負担が背中に出て、とくに右肩が外に開いてしまっています。その影響で右腰が下がっています。

AFTER

「呼吸力リセット」で、背中側の硬くなった肋骨がゆるみ、肋骨が上がったことで、肩甲骨の左右差がとれました。上体の負担がとれたことにより、右腰の負担もとれ、右腰も上がり、ヒップアップしました。また、肋骨が上がることで、引き締める力が出てくるので、ヒップ、ウエストともに小さくなっています。

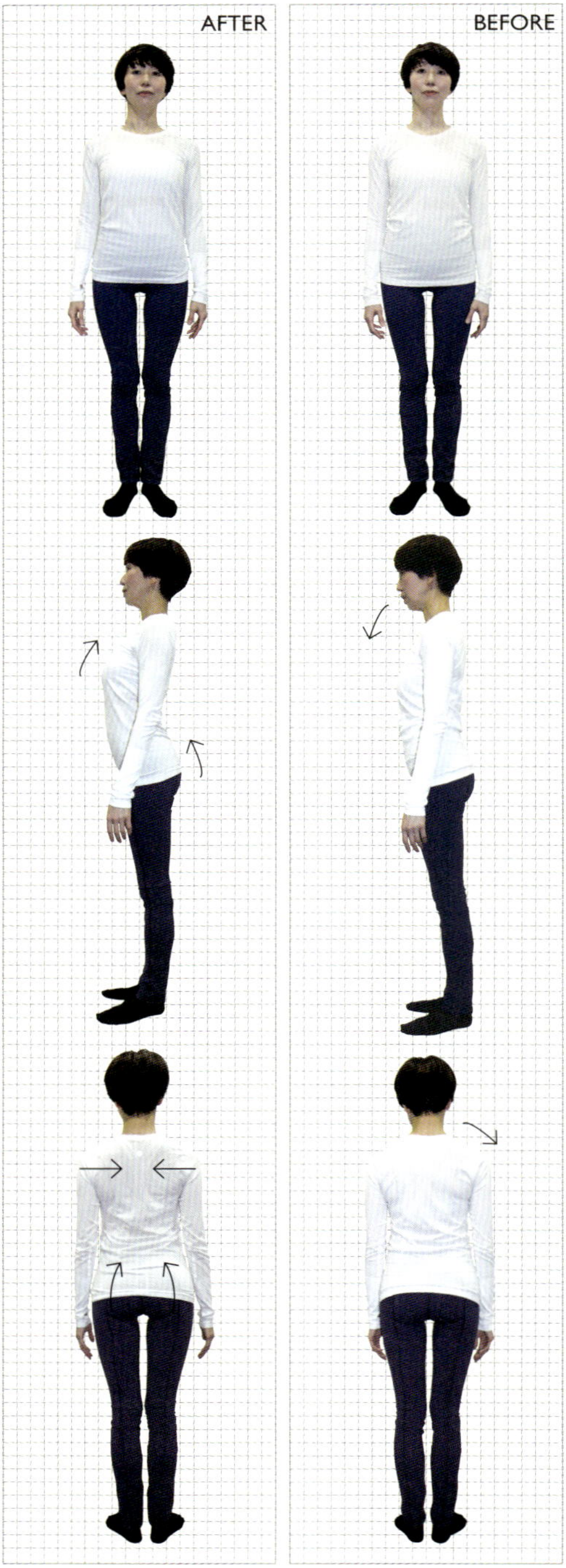

3.
肩甲骨の左右差がとれ、バスト・ヒップアップ

Kさん 50代

エクササイズ期間＝3週間

BEFORE
長年ヨガを続けています。右肩が下がり、前へ傾いています。このため、肋骨も前へ落ちています。肋骨の左右差は呼吸器の負担を表しています。この負担は、呼吸器と関係の強い腰にも影響しており、腰も下がっています。

AFTER
「呼吸力リセット」と「女性ホルモンリセット」の2つを続けました。肩甲骨の左右差がとれ、バストアップにつながりました。腰のバネが戻ったことで、ヒップアップにもつながっています。

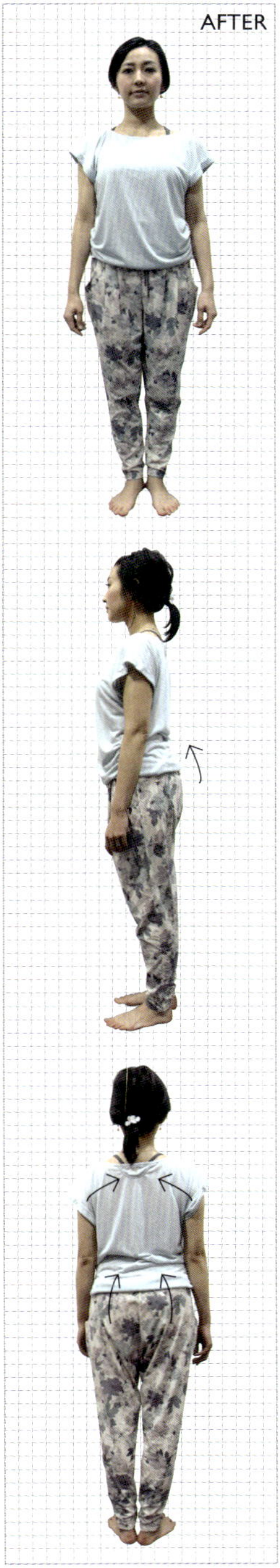

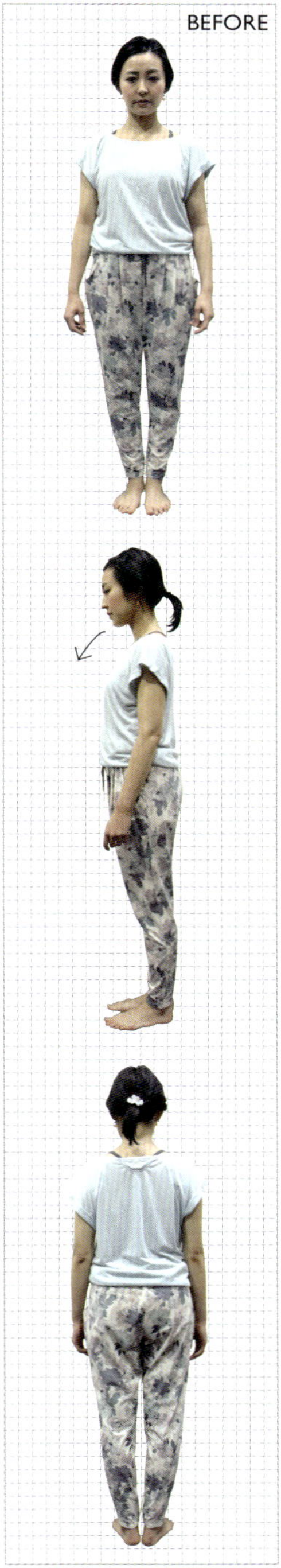

4.
胸が開いて、
ねこ背も解消

Gさん 30代

エクササイズ期間＝1週間

BEFORE
仕事でパソコンを、二人の男の子の子育てでも「腕」を使うことが多いため、胸の筋肉、大胸筋が大きな負担を受け、肩が前に傾く、いわゆるねこ背になってしまっています。また、食べ過ぎが続き、肋骨が広がり、ウエストのくびれがなくなってきています。

AFTER
「肩甲骨リセット」で、負担を受けている肋骨にアプローチ。硬くなっていた肋骨がゆるむと、しっかり引き締まるので、ウエストのくびれができ、ヒップアップまでつながっています。大胸筋がゆるむと首から上の血流もよくなり、小顔に！

epilogue

からだの要求に素直に暮らす

健康で美しいからだを手に入れるには、がまんや忍耐が必要と考えている人が大勢います。たとえば、いろいろな健康法を試した人の多くが思い込んでいるのは、夏でも冷たい飲み物を飲んではいけない、冷房の効き過ぎはよくないなど。

でも、ここ数年の夏の猛暑を考えてみてください。気温が自分の体温より高いとしたら、冷たいものを飲みたくなるのが自然ではありませんか。室内をギンギンに冷やしたくなるのが当然ではありませんか。暑いときに冷たい水を飲んでおいしいと感じるのは、からだが温度調節をしているからです。健康で体力があれば、冷水を飲んでも病気にはなりません。逆に、暑いときに温かいものを食べたくなるとしたら、からだのどこかが弱っている可能性があります。

食べ物はよく噛んでから飲み込みなさいと教えられ、ゆっくり食事をする人もいます。でも、20回噛んでも30回噛んでも消化能力はあまり変わりません。逆にちょっとくらい早食いしても、胃腸の調子がよければ問題なく消化してくれます。早食いができるのは、元気で健康な証拠なのです。

　こういうお話をすると、「人体力学では、やってはいけないことはないのですか？」と聞かれることがあります。そうですね。たしかに人体力学では「やってはいけないこと」はあまりありません。

　あえて言うなら「自然なからだの要求に素直に応えること」でしょうか。たとえば、冷たいものを飲みたいのにがまんして温かいものを飲むとか、今日は肉が食べたいのにがまんして野菜や豆類ばかり食べるとか……。

　人体力学で考える「健康的な生き方」とは、からだの要求に素直な生き方です。頭でいろいろ考えたり本を読んだりして「これが健康にいい」とされることを実践しても、からだの要求に合っていなければ、かならず問題が生じます。からだは敏感ですから、要求を拒否されれば不満を示したり抵抗したりするのです。ダイエットのために炭水化物や脂質を控え過ぎた結果、摂食障害になってしまう方もいるでしょう。からだの要求は人により、またその時々で違います。人体力学では、一人ひとりのからだの状態や要求をていねいに読み解き、異常や不調の原因を取り除いていきます。

２０１９年５月

井本邦昭

井本邦昭 いもと くにあき

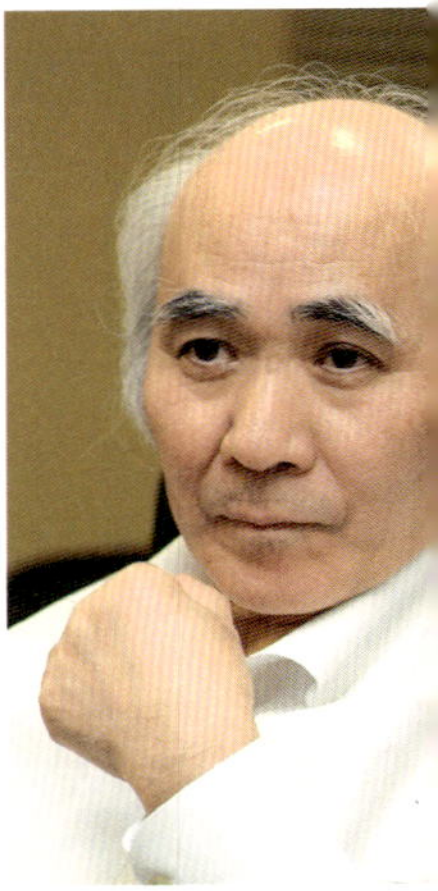

人体力学・井本整体主宰。医学博士。井本整体を創始した父に5歳から整体法の手ほどきを受け、その後、ヨーロッパで鍼灸を指導しながら、ヘルベルト・シュミット教室（ドイツ）、ヘルマン・マッテル教室（スイス）で西洋医学を学ぶ。
父の没後、井本整体を継承・発展させ、日本のみならず海外でも整体法の普及に努める。整体指導のため、山口と東京を往復する多忙な日々を送りながら、技術指導に力を注ぎ、多くの専門指導員を世に送り出す。主な著書『弱った体がよみがえる 人体力学』（高橋書店）、『体の痛み・不調が消える！「呼吸」力学』（主婦と生活社）、『たった5分で体が変わる すごい熱刺激』（サンマーク出版）など多数。

松下るな まつした るな

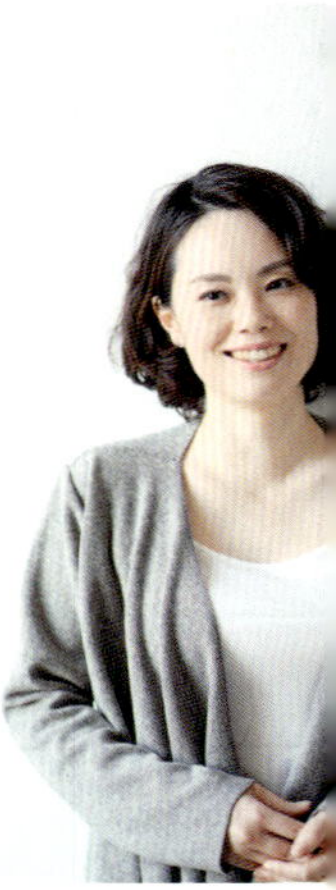

井本整体認定指導者。幼少より整体を受けて育つ。その間、一般的な西洋医学とは違った、整体の病に対する考え方、経過のさせ方などに驚きを感じる。この整体の考え方が、一般的な良識になっていけば、多くの人々が迷わずに自分の身体と向き合っていけると思い、井本整体を学び始める。徳山にて門下生として、井本邦昭氏に師事。2008年井本整体認定体操指導者任命、2009年井本整体認定指導者任命。井本整体東京本部道場にて、型講座講師、ワークショップ講師及び、個人コンサルティングを担当。

デザイン
三木俊一（文京図案室）

撮影
林ひろし

モデル
未有
KIHARU

ヘアメイク
坂口等

スタイリング
前山菜苗

編集協力
松本薫

校正
メイ

DTP
EDITEX

本来《ほんらい》のからだにリセットする人体力学《じんたいりきがく》
2019年6月1日　第1刷発行

著者
井本邦昭　松下るな

発行者
佐藤 靖

発行所
大和《だいわ》書房
東京都文京区関口1-33-4
〒112-0014
電話03-3203-4511

印刷
歩プロセス

製本
ナショナル製本

ISBN978-4-479-78470-8
乱丁本・落丁本はお取り替えいたします
http://www.daiwashobo.co.jp

井本整体・人体力学　東京本部
〒151-0051 東京都渋谷区千駄ヶ谷1-25-4
Tel 03-3403-0185　Fax 03-3403-1965
genten@imoto-seitai.com　www.imoto-seitai.com
★ビューティーHP　https://imotoseitai-beauty.amebaownd.com

井本整体・人体力学　徳山室
〒745-0034 山口県周南市御幸通り2-6 タンブラウンビル4F
Tel 0834-31-1538　Fax 0834-21-1239

井本整体・人体力学　世田谷室
〒156-0052 東京都世田谷区経堂1-18-12 VIC BLDG6 3F
Tel 070-5571-4435

※連絡先などは都合により変更する場合があります。
※「人体力学」「人体力学体操」は井本整体の登録商標です。

9784479784708
1920077013002
ISBN978-4-479-78470-8
C0077 ¥1300E
大和書房
定価（本体 1300円＋税）